Le management de proximité en santé

Collection « Ingénieries et Formations »
Collection dirigée par Jean-Noël Demol
et Catherine Guillaumin

« Ce que tu verras d'abord n'existe plus, ce que tu verras ensuite n'existe pas encore. »

Ainsi s'exprimait Léonard de Vinci, il y a 500 ans. Pour lui, l'inventio était la vertu cardinale de l'ingénieur : « *deux sentiments s'éveillèrent soudain en moi : la crainte et le désir. La crainte de la caverne sombre et menaçante, le désir de voir si elle recèle quelque merveille* » (Codex Arundel f.155r°). Ainsi se donnait-il la folle ambition de comprendre du vivant, d'apprendre du vivant et de s'en inspirer afin de résoudre des problèmes concrets, en exerçant son ingéniosité.

L'exploration de la conjonction entre Ingénieries et formations est opérée par des professionnels, des enseignants ou formateurs, des chercheurs universitaires. Les auteurs de cette collection inventent leurs propositions dans l'ère du *nouvel esprit scientifique* (1905) et de l'épistémologie bachelardienne (1938).

En privilégiant un travail de recherche qualitative, ces productions s'inscrivent dans cette *théorie de l'enquête* que décrivait Dewey en 1938. La collection ouvre de nouvelles pistes d'analyse et d'interprétation dont le point de départ est toujours un doute authentique selon les mots de C. S. Peirce, une interrogation sincère sur les situations professionnelles et l'exercice du métier.

Déjà parus

Jean-Noël DEMOL (dir.), *De l'ombre à la lumière. Études insolites en soins et formations*, 2023.

Jean-Noël DEMOL (dir.), *Produire son savoir, Éloge de la variété en soin et formation*, 2022.

Julien DE MIRIBEL, *Expérience et professionnalisation des infirmiers en psychiatrie. Des ficelles au métier*, 2020.

Sous la direction de
Ioana Boancă

Le management de proximité en santé

Questions pour des ingénieries de formation

Préface d'Emmanuel Triby
Postface de Marie-Christine Vermelle

L'Harmattan

5-7, rue de l'École-Polytechnique ; 75005 Paris

http://www.editions-harmattan.fr/

ISBN : 978-2-336-43466-7
EAN : 9782336434667

LES AUTEURS

Ioana Boancă est Maitresse de conférences en Sciences de l'éducation et de la formation (SEF) à l'Université de Lille, membre du Centre Interuniversitaire de Recherche en Éducation de Lille (CIREL), équipe Trigone. Elle est responsable pédagogique du Master 2 SEF, parcours Ingénierie de Formation, groupe Cadres de santé, de la Faculté PsySEF de l'Université de Lille. Au sein de cette formation, elle a construit des partenariats avec plusieurs Instituts de formation de cadre de santé (IFCS), dont celui du CHU de Lille, celui de G. Daumezon (Saint-André-lez-Lille) et celui de la Croix-Rouge Lamorlaye (Bois-Larris). Elle est, pour la Faculté PsySEF, porteuse du projet d'expérimentation de l'universitarisation de la formation des cadres de santé entre l'Université de Lille, l'Université Polytechnique des Hauts-de-France et l'IFCS du CHU de Lille. Ses travaux portent sur l'analyse des processus de professionnalisation des acteurs du champ de la formation des adultes, sur les apprentissages expérientiels des publics et sur les politiques d'insertion et de formation continue. Récemment, elle a publié avec M. Pagoni (2022) « L'autoconfrontation dans la professionnalisation des conseillers en évolution professionnelle » dans la revue Éducation permanente (n° 231), et « L'activité de diagnostic dans le travail du conseiller en évolution professionnelle », dans M. Pagoni, *L'accompagnement dans le cadre du Conseil en Évolution Professionnelle. Professionnalisation des conseillers et sécurisation des parcours professionnels* (p. 243-274), publié aux Éditions Connaissances et savoirs. Elle a coordonné avec S. Starck (2019) le dossier thématique « Les compétences transversales, un référentiel pertinent pour la formation ? » de la revue *Recherches en éducation* (n° 37).

Stéphanie Chevalier est cadre de santé en service de soins de suite et réadaptation gériatrique au Centre hospitalier de Gonesse (Val-d'Oise). Après plus de 18 ans d'expérience en tant qu'infirmière dans un hôpital public d'Île-de-France, elle s'oriente vers l'encadrement des deux unités de soins : le plateau technique opératoire et le Service d'Accueil des Urgences. Diplômée de l'IFCS de la Croix-Rouge Lamorlaye (Bois-Larris) en 2021, elle obtient en parallèle un diplôme de Master 2 SEF, parcours Ingénierie de Formation à l'Université de Lille.

Johanne Degand a travaillé comme infirmière dans divers secteurs et établissements pendant vingt ans. Après une période de faisant-fonction dans un service de réanimation polyvalente et soins continus, et en responsabilité du réseau Artois de prélèvement d'organes, elle intègre l'IFCS du CHU de Lille. Elle obtient en parallèle un Master 2 SEF, parcours Ingénierie de Formation de l'Université de Lille. Actuellement, elle est cadre de santé dans différents services (pédiatrie, urgences, chirurgie, hôpital de jour médico-chirurgical et consultations) du Centre Hospitalier de Lens.

Christelle Dameme exerce en tant que cadre de santé dans un établissement d'hospitalisation à domicile (HAD) en Île-de-France. Après une carrière d'infirmière de dix ans dans un service d'oncologie et trois ans dans un établissement HAD, elle intègre l'IFCS de la Croix-Rouge Lamorlaye (Bois-Larris). En juillet 2021, elle obtient le diplôme de cadre de santé ainsi que celui du Master 2 SEF, parcours Ingénierie de Formation de l'Université de Lille. Au sein de son établissement, elle est investie dans le programme d'éducation thérapeutique pour les patients porteurs d'une colostomie.

Laëtitia Pietras est cadre de santé formatrice à l'IFSI-IFAS du Centre hospitalier de Maubeuge. Diplômée infirmière en 2009, elle commence sa carrière auprès des personnes atteintes d'un handicap mental et physique. En 2015, elle obtient un Diplôme Universitaire en Soins Palliatifs qui lui permet d'améliorer ses pratiques d'accompagnement pour la fin de vie. Elle poursuit sa carrière et prépare, en 2020, le diplôme de cadre à l'IFCS du CHU de Lille et le Master 2 SEF, parcours Ingénierie de Formation, de l'université de Lille.

Blandine Scrive est cadre de santé au Centre Hospitalier de Roubaix où elle a en charge deux services, celui des Urgences pédiatriques et celui d'Hospitalisation de Pédiatrie médico-chirurgicale. Elle commence sa carrière de soignante en tant que puéricultrice au Centre Hospitalier Universitaire de Fort-de-France (Martinique) pendant 2 ans, et travaille ensuite 13 ans en Service de Néonatologie Soins Intensifs au Centre Hospitalier de Roubaix. Elle occupe pendant deux ans un poste de Faisant Fonction cadre en Chirurgie Urologie avant d'intégrer, en 2020, l'IFCS de G. Daumezon à Saint-André-lez-Lille. En 2021, elle obtient le diplôme de Master 2 SEF, parcours Ingénierie de Formation, de l'université de Lille. La même année, elle reçoit l'insigne de Chevaleresse de l'Ordre National du Mérite pour son investissement en tant que cadre de santé et infirmière lors de la période COVID.

Emmanuel Triby est Professeur émérite en Sciences de l'éducation et de la formation au Laboratoire Interuniversitaire des Sciences de l'Éducation et de la Communication de l'Université de Strasbourg. Ses recherches portent sur l'économie de la formation, l'expérience et l'apprentissage, la didactique professionnelle, et les liens entre formation et santé – au croisement de la formation des professionnels de santé et de l'éducation à la santé (promotion de la santé/éducation du patient). Il a, entre autres, récemment coordonné plusieurs travaux dont : avec S. Mahlaoui et R. Étienne (2023), le dossier thématique « Le management : cet obscur objet de travail et de formation » de la revue *Éducation et socialisation* (n° 68), où il a publié l'article « La coordination en travail social : un avatar du management transversal » (p. 243-265) ;

avec I. Houot et F. de Viron (2022), l'ouvrage collectif *La restitution de l'expérience en formation* paru aux Éditions Octarès, où il a publié le chapitre « La restitution par problématisation dans les formations diplômantes, une étape de professionnalisation » (p. 75-89). Il a également publié dans des revues médicales, notamment avec A-L. Philippon, A. Baud, M. Dumond, S.A. Remini, J. Leroy, J. Truchgot et Y. Freund (2021), l'article « Usability et reproducibility of three tools to assess medical students and residents in emergency medicine », dans la revue *AEM Education and Training* (vol. 5, n° 4).

Jérôme Vandensteen est cadre de santé dans un service de médecine intensive et réanimation, au Centre Hospitalier de Béthune Beuvry. Il commence sa carrière en tant qu'éducateur sportif avant de devenir infirmier et de travailler dans différents services. Pendant sa carrière, il obtient plusieurs diplômes interuniversitaires (service de santé et de secours médical, prise en charge de la douleur) et le Master 2 Ingénierie des Activités Physiques et Sportives, spécialité préparation physique, de l'Université de Lille. Il est également titulaire du Master 2 SEF, parcours Ingénierie de Formation, de l'Université de Lille, en partenariat avec l'IFCS du CHU de Lille.

Marie-Christine Vermelle est Maitresse de conférences en sociologie au sein du département Sciences de l'éducation et de la Formation de la Faculté PsySEF de l'Université de Lille. Elle enseigne l'analyse du travail et des organisations auprès des étudiants du Master 2 SEF, parcours Ingénierie de formation. Membre du CIREL, équipe Proféor, ses travaux portent sur l'analyse des processus de professionnalisation des acteurs du champ de la formation des adultes, le développement des compétences et savoirs professionnels en situation de travail, et l'analyse des dispositifs de formation continue. Elle a assuré, avec M. Kaddouri, Z. Zeroulou et A. Mardon (2022), la coordination de l'ouvrage collectif *Claude Dubar : une sociologie pour l'intelligibilité du social*, publié aux Presses Universitaires du Septentrion, dans lequel elle signe une contribution : « Les effets de la "digitalisation" sur les pratiques pédagogiques et d'accompagnement des professionnels envers les jeunes peu qualifiés » (p. 151-170). Elle est co-autrice, avec P. Semenowicz (responsable scientifique), N. Aït-Abdesselam, J. M'Biatong, J.-P. Higelé et A. Tcholakova (2023), d'un rapport sur l'analyse de dispositifs d'intégration professionnelle des réfugiés dans le cadre d'une recherche visant l'évaluation du Plan d'Investissement pour les Compétences, financée par la Direction de l'Animation de la Recherche et des Études Statistiques du ministère du Travail : *La fabrique de l'insertion professionnelle des réfugiés - Analyse de trois dispositifs*.

PRÉFACE

Emmanuel TRIBY

L'expression « management de proximité » frise l'oxymore : peut-on être manageur et, malgré cela, être *de proximité* ? Le management n'est-il pas un art de la distance contrôlée ? Que ce type de management puisse s'exercer « en santé » ajoute à la complexité, à la perplexité : le management permettrait-il aux « collaborateurs » de se maintenir en bonne santé ? Le champ professionnel de la santé génèrerait-il un « genre » particulier de management ? La richesse des situations et la profusion des modèles d'ingénierie exposées dans cet opus incitent pourtant à aller y voir de plus près. D'autant que les problèmes qui se posent au fonctionnement de la gouvernance de l'activité à l'hôpital – notamment quand on a affaire à la tension entre pouvoir et savoir – sont ancrés dans des questions sociales beaucoup plus vastes : l'empire de l'urgence dans une transition quasiment anthropologique, un déclin démocratique dans un univers perclus d'inégalités, l'incertitude en débat entre faits et commentaires.

Écrire

Cet ouvrage est traversé par une question latente : *pourquoi écrire sur son activité ?* Le plus immédiat est ici de répondre à une prescription, une commande : s'inscrire dans un dispositif de formation et de qualification, écrire pour répondre à l'exercice majeur qui structure et valide une formation professionnelle continue. « Revenir en formation », quand on a déjà une expérience significative derrière soi, cela passe par l'épreuve de l'écrit. Ce qui implique une attention aux règles, implicites et explicites, de l'écrit académique, mais surtout de se confronter à l'effort d'écrire, pour être lu et évalué. À ce « stade », l'objet professionnel permet de contenir le sujet personnel, au risque d'un certain formalisme.

Écrire, dans ce cadre, c'est également instruire une enquête sur son activité. Ici, c'est écrire dans la *discipline* des sciences de l'éducation et de la formation (SEF), une discipline assez accueillante et toujours tournée vers le constructif. Une discipline qui n'hésite guère à aller puiser ailleurs, particulièrement dans les sociologies et les psychologies. Dans cette perspective très pluridisciplinaire, il y a 20 ans, Jean-Marie Barbier et Marc Durand nous avaient annoncé que, en fait, les sciences sociales étaient les « sciences de l'activité » (2003). Une belle ouverture assurément ! Pour les SEF en particulier, dans le champ professionnel, cela implique un intérêt pour les conditions réelles de l'activité *et* le projet d'agir sur elles. Le positionnement épistémologique des SEF a une certaine importance ici : comme les sciences de la santé et les sciences de gestion, les SEF croisent une visée critique *et* une préoccupation normative, plus ou moins bien assumées par les chercheurs de la discipline. En l'occurrence, les cadres de santé empruntent aux trois disciplines de « l'action », au risque de donner un poids trop important à leur dimension partiellement normative.

Enfin, et peut-être surtout, un professionnel écrit pour se donner le sentiment de maitriser davantage l'activité qu'il analyse, surtout si, en plus, il est demandé de construire des ingénieries de formation, alors même que les transformations incessantes de cette activité conduisent au désarroi et parfois à la souffrance. Écrire, ça peut soigner les soignants ! Il y a quelque chose comme du *care* dans cette « expérience augmentée » (Laugier, 2023) que constitue l'écriture de sa pratique pour un professionnel de santé. Simultanément, la pratique de l'écriture, accompagnée, finalisée, est foncièrement formatrice car elle ouvre des espaces de réflexion, d'imagination et de création potentiellement infinis.

Depuis les années 1980, nous avons observé et vécu « la structuration de l'espace public de la santé » (Pierru, 2022) : la santé est devenue une question sociale majeure, un facteur économique déterminant, et ceci à toutes les « échelles », mais aussi un discours inondant les espaces médiatiques et politiques. Cela exerce une pression telle que s'opère un déplacement du champ de la norme à l'hôpital et des valeurs, des caractéristiques sociales de la relation thérapeutique aux normes productives de la « qualité » du service. Les valeurs du soin sont traduites en valeurs professionnelles, elles-mêmes déclinées par des normes issues de l'univers productif. Le débat de normes prend le pas sur les valeurs. Dans ce contexte, l'écriture comporte une fonction d'accompagnement, de contenance, elle aide à soutenir l'effort d'adaptation des professionnels que cela suppose.

Soigner

Comprendre le soin à l'hôpital aujourd'hui, c'est commencer par se confronter à la *normalité* de l'activité de santé. Cette normalité est peut-être une sur-normalité dans la mesure où cette organisation semble concentrer, à l'extrême ou à l'excès, les évolutions et les tensions traversées par le travail aujourd'hui : l'orientation par l'aval, « le consommateur » ou l'usager, figuré dans la « démarche qualité » ; le gouvernement des conduites par les normes et les règles ; l'intensification de l'activité : accélération, rationalisation des ressources disponibles, gestion des temporalités du salarié, réactivité et urgences.

Pour répondre à cette injonction sociale, le soin hospitalier a déjà mis en œuvre ce qui sans doute deviendra la règle dans maintes activités : ce qu'il est convenu d'appeler la coopération interprofessionnelle, et aujourd'hui « interdisciplinaire ». Le choix de l'expression n'est pas anodin : la discipline en dit sans doute davantage sur l'importance des règles et des valeurs propres à un métier, et aussi sur les modes de penser son activité, une « culture » professionnalisée. La diversité du raisonnement clinique entre les professions en atteste et plus encore l'émergence de métiers de l'entre-deux telle que la coordinatrice des soins, l'infirmière de pratiques avancées.

Ces transformations consacrent le retour en force du *besoin de coordination* : le faire travailler ensemble et surtout la manière dont le pouvoir s'actualise, la décision *politique* se met en œuvre. Le champ de la santé a été précurseur en la matière sans doute en s'intéressant très tôt à « la coordination de parcours », et aujourd'hui d'équipe. Le prendre soin, ou le prendre *en* soin, déborde de son cadre d'exercice quand il apparait qu'il n'est vraiment possible que grâce à la mobilisation d'un travail collectif coordonné. Un travail collectif mal coordonné, quelle que soit l'implication personnelle des membres d'une équipe, est à la fois source de maltraitance pour le patient, de souffrance pour les professionnels, et de faible efficacité pour l'organisation.

Le travail du « cadre de proximité » est un art du pouvoir horizontal, dans des relations interprofessionnelles marquées par des rapports de pouvoir, réels et symboliques, parfois assez prégnants (résistance du pouvoir médical, poids des injonctions administratives), et des savoirs qui ne sont pas forcément en phase. Dans ces conditions, comment s'assurer d'une *subjectivation* professionnelle à la fois ajustée aux situations rencontrées et légitimes au regard du patient et des autres professionnels ? Cela semble constituer une question d'informations (disponibles, accessibles, mobilisées) et de communication, donc de *relation* : la recherche de la compréhension partagée malgré des référentiels différents, d'une action collective cohérente malgré la nécessaire singularité de la relation de soin.

Bien plus que le patient, le *care* est évidemment au centre, dans un sens à la fois anthropologique, une disposition de l'humain, et institutionnel, une activité sociale ancrée dans des rapports de pouvoir et des organisations constituées et formées pour cela. Le *care* est « à la fois l'une des activités essentielles à la vie humaine et une pratique soumise à des formes d'institutionnalisation, à des processus sociaux fortement politisés » (Giraud et Lucas, 2011). Cette « tension » entre les exigences du temps long des sociétés et le temps court des organisations est essentielle pour comprendre les difficultés que traversent les professions soignantes aujourd'hui, et leur management.

À l'occasion de la pandémie, on s'est aperçu notamment que l'hôpital a aujourd'hui accumulé une formidable quantité de savoirs partagés et de compétences collectives pour être capable de s'adapter à des contextes particulièrement perturbants. Et, d'un autre côté, ce même évènement historique a mis au jour une fragilité générale : des statuts, des conditions d'exercice, des raisons d'engagement, en somme, de la reconnaissance. Celle-ci, comme modalité de résistance à la fragilité, se situe d'abord dans l'activité elle-même, avant sa dimension sociale ; la reconnaissance prend corps dans l'organisation du travail, mais plus encore dans les modes d'agir ensemble qu'il est possible de mettre en œuvre.

Même s'il en suggère l'idée et le souci, le « patient au centre » ne suffit pas pour justifier la nécessaire coopération et collaboration au sein « d'équipes pluridisciplinaires ». La complexité des tâches rendue est évidente aujourd'hui du fait des changements technologiques, scientifiques et organisationnels, mais plus encore du fait des transformations du contexte du soin : l'accompagnement des pathologies chroniques, la réduction des séjours à l'hôpital, l'émergence massive du « domicile » et de l'aidance, mais également la diversité des statuts et des financements, le rapport à la santé. En somme, derrière une nouvelle économie du soin, une autre politique du soin s'institue. Celle-ci ne se conçoit pas seulement dans le sens de l'action de pouvoirs publics particulièrement circonscrite à un domaine ; elle est également une autre modalité du vivre ensemble durable dans des formes de vie de plus en plus diversifiées et précaires, dans leurs ressources comme dans les modes de les penser, de leur donner du sens.

Manager

Pour prendre toute la mesure et la valeur des contributions présentées, il faut comprendre que l'exercice du management à l'hôpital est gros de tout un ensemble d'évolutions économiques et sociales sédimentées dans le travail lui-même. Il convient de comprendre également d'où vient *l'idée d'ingénierie* : elle vient historiquement de l'industrie (et des travaux publics, en France notamment, du fait de son colbertisme bien ancré). Ainsi, c'est un processus historique d'*industrialisation*, sa dynamique et ses avatars, qui est forcément en jeu dans le « travail du management » à l'hôpital (Hubault, 2013).

L'industrialisation, c'est d'abord la conception et la mise en œuvre d'un système technique tendu vers l'efficacité et la rationalisation de l'intervention des professionnels. Outre son poids financier, particulièrement prégnant, ce système tend à « économiser » l'activité proprement humaine (Linhardt et Muniesa, 2011) : pas seulement pour la *compter* au plus juste, mais pour s'assurer que les processus ainsi instrumentés instaureront une combinaison productive la mieux contrôlée et la mieux ajustée aux objectifs de la politique de santé[1]. Cela semble particulièrement important à l'hôpital, alors que les attentes sociales qui pèsent sur le système de santé sont à la fois de plus en plus polarisées et pressantes.

L'industrialisation a ainsi généré des modèles d'organisation du travail et de management censés être efficaces et dont on cherche à transposer les principes hors de l'activité industrielle et marchande. L'efficacité devient d'autant plus nécessaire que ce n'est pas l'exigence de profitabilité qui compte mais la contrainte budgétaire : tendre à peser le moins possible sur les finances de la redistribution. Cela produit l'instauration d'un *lean management* particulièrement retors : économiser sur les ressources (les matières, les remplacements), favoriser la mobilité interne horizontale (les pôles), construire de nouveaux espaces de circulation plus fluides. Ainsi, cette « politique de rationalisation de l'organisation » (Pierru, 2022) tend à faire ce qui fait valeur dans son activité, ce qui impacte la fonction du management (Dumez et Minvielle, 2020).

Par ailleurs, l'industrialisation génère des regroupements de population, la concentration urbaine et une restructuration des liens sociaux : éclatement des appartenances, désaffiliation (Castel, 1995). Ce qui entraine le besoin de mettre en place de grandes organisations du soin fondées sur un partage coordonné de sa prise en charge, au fur et à mesure que l'état de santé s'avère particulièrement précieux pour la croissance de l'activité économique, notamment industrielle (largement motrice en la matière). Dans cette écologie du soin, l'activité qui en découle, notamment à l'hôpital, s'avère d'autant plus complexe à manager que les dynamiques de la grande organisation butent en permanence sur des spécificités irréductibles de la santé : complexité des déterminants du besoin, nécessaire singularité de sa prise en charge, vulnérabilité des usagers.

De plus, l'industrialisation génère des modes et modèles de consommation marqués par la standardisation et la massification. Cela s'applique d'autant plus à l'hôpital que le droit à la santé comporte une exigence d'égalité forcément difficile à réaliser et l'affirmation d'une « dette sociale » (Rosanvallon, 1992) que soutient le constat partagé d'une santé dépendante du contexte social et économique bien plus que des personnes elles-mêmes. Dans cet environnement particulier de la production du service de santé hospitalier, cet idéel de l'industrialisation parait exiger un management plutôt administratif, vertical, censé garantir au maximum une égalité des conditions, à défaut de l'égalité en santé.

---

[1] Ce qui explique – sans le justifier – qu'un gouvernement puisse, en octobre 2023, programmer une diminution des dépenses de santé prétextant une possible augmentation de la « productivité » à l'hôpital, alors même que la tendance à l'accroissement des besoins de santé est largement confirmée et que les professionnels semblent déjà subir une forte intensité d'activité (Mouzon, 2023).

Enfin, par son besoin de réifier les rapports et les coopérations, l'industrialisation tend à disqualifier les valeurs collectives anciennes fondées sur les identités pour privilégier une emprise des normes mieux en phase avec l'individuation contemporaine. Dans le champ de la santé, il en découle une sorte de sécularisation et de laïcisation de l'activité soignante, comme d'autres activités de « secours social » (Donzelot, 1996). Cela tend notamment à modifier les modes d'engagement des soignants dans l'activité et impacte leur management, tout en modifiant le sens de leurs responsabilités.

En somme, ce sont toutes les potentialités de l'organisation industrielle des activités humaines et, simultanément, son pouvoir socialement déstructurant, fragilisant (pour les professionnels comme les usagers), que les managers de proximité doivent accepter de prendre en charge à l'hôpital. À cela s'ajoute la puissance normative de l'institution sanitaire, notamment à l'hôpital : la prolifération des procédures et des évaluations qui gouvernent aujourd'hui l'activité et dont le respect suffirait à assurer la « qualité » des soins (Dumez et Minvielle, 2020). Cela multiplie les occasions de conflits de normes que doivent « gérer » les cadres de proximité. Ainsi, du fait de cette empreinte technoéconomique, mais également du poids caractéristique des normes et des procédures à l'hôpital, l'activité du cadre de santé parait *naturellement* adaptée à la mise en ingénierie : rationalité, fonctionnalité, processualité.

À cet égard, il est nécessaire de revenir aux fondamentaux de l'ingénierie : analyse des besoins, appréciation des contraintes, formulation des objectifs, identification des ressources bien sûr ; mais ceci d'abord par la *problématisation* aidée de la conceptualisation, pas en fonction d'une commande et/ou de la détermination d'un objectif formalisable à réaliser.

Introduire la question de l'activité de santé par le prisme de son management est sans doute l'occasion de réfléchir à une approche renouvelée de la compétence, à la recherche d'un (réel) pouvoir d'agir (Gouédard et Rabardel, 2012) : plus que la maitrise de « l'évènement », il s'agit d'une autre manière de concevoir et d'organiser le fonctionnement des rapports de travail dans les organisations. C'est là peut-être que le secteur de la santé exprime le mieux son caractère de synthèse des transformations du travail et plus largement des relations entre acteurs. Formuler des projets de formation, d'intégration, de mobilité, pour les managers de proximité à l'hôpital, est un problème d'ingénierie sociale : concevoir des ingénieries pour développer les compétences afin de rendre le travail des équipes à la fois plus vivable et plus développemental.

INTRODUCTION GÉNÉRALE

Ioana BOANCĂ

C'est au tournant des années 2000 que le concept de compétence est devenu central dans les pratiques de gestion de ressources humaines (GRH) ; depuis, l'ingénierie de formation et ses dérivés en sont une composante incontournable. L'ingénierie de parcours de professionnalisation et l'ingénierie d'une organisation professionnalisante marquent une rupture avec les formes classiques de l'ingénierie de formation et mettent l'accent sur le développement des compétences des individus et des équipes en contexte, en incluant le temps long des apprentissages, la réorganisation des situations de travail pour devenir professionnalisantes, la capitalisation progressive des pratiques professionnelles, etc. (Le Boterf, 2017).

Les derniers changements législatifs (la réforme de la formation professionnelle continue de 2014, la loi du travail du 9 août 2016, la loi pour la liberté de choisir son avenir professionnel de 2018) poursuivent ce mouvement et élargissent la conception de la notion de formation et de ses modalités pour insérer en plus des temps d'acquisition des connaissances, des temps de réflexion, de maturation, de transposition, de réflexivité et de production (Willems, 2014). Ces évolutions impactent le travail du management de proximité qui occupe une position intermédiaire entre la décision stratégique et le fonctionnement quotidien des services, et qui assume deux fonctions complémentaires : celle de gérer, d'organiser et de contrôler le travail opérationnel, et celle de gérer les compétences des autres, donc d'assurer l'accompagnement de leur développement professionnel.

Les cadres de proximité sont ainsi confrontés aux tensions entre l'obligation à utiliser des méthodes et outils standardisés, conçus généralement par les cadres, dits « planneurs », à distance du travail (Dujarier, 2015), et la recherche de la maitrise des aléas de la production de services dans des environnements non programmables (Ughetto, 2012). Or, face à des situations complexes, à des problèmes qui ne sont pas donnés mais qui restent à construire (Fabre, 1999), les solutions « prêtes à l'emploi », dont regorgent les manuels de gestion, sont « en complet décalage avec leurs besoins et leur donnent une vision – finalement handicapante – inadaptée de leur propre travail » (Nivet, Petit et Falzon, 2023).

Ces fonctions sont intrinsèquement liées. D'une part, le travail est source de développement de compétences – on apprend « par », « dans » et « hors » les situations de travail (Astier, 2005) – et l'activité constructive se poursuit au-delà de l'activité productive « quand, notamment, un sujet revient sur son action passée par un travail d'analyse réflexive pour la reconfigurer dans un effort de meilleure compréhension » (Pastré et al., 2006, p. 156). D'autre part, l'investissement des organisations dans le capital de compétences vise à accroitre la flexibilité et la polyvalence des salariés, à adapter les caractéristiques individuelles à l'évolution constante des emplois et des métiers, afin d'assurer la compétitivité de l'entreprise et garantir leur employabilité.

Les cadres de proximité sont désormais censés non seulement connaitre les dispositifs d'orientation, de formation et d'évaluation professionnelles, mais aussi maitriser les techniques d'accompagnement (Nivet et al., 2023) et de sécurisation des parcours. La diversité des trajectoires de vie et de carrière pousse à sortir d'une logique de gestion collective par âge et à prendre en compte la diversité des salariés ainsi que leurs aspirations individuelles. À côté des procédés gestionnaires impersonnels, formalisés et standardisés, applicables dans tous les contextes, on incite de plus en plus les cadres à utiliser des « dispositifs de personnalisation » afin de contrecarrer les effets néfastes de l'individualisation et de l'intensification du travail (Ganem, Lafuma et Perrin-Joly, 2017).

Ces phénomènes qui touchent tous les secteurs de l'activité économique sont davantage problématiques dans le management du secteur public, notamment celui de la santé. Les cadres de santé, dans leur mission de conduite et d'animation des équipes, n'échappent pas à ces évolutions. Ils travaillent à proximité des équipes, en cherchant l'optimisation des effectifs, en s'assurant que l'organisation produise les soins dans les niveaux attendus (productivité, qualité, etc.) et avec les *process* imposés par les directions.

Leur activité est traversée par des tensions entre les injonctions à articuler « la contrainte budgétaire et les "ressources humaines" considérées comme une contrainte » (Quéré, 2020, p.94), à implanter les changements managériaux prescrits et à résoudre des problèmes liés à l'absence de reconnaissance au travail, d'égalité/équité de traitement, de non-intégration, de détérioration de la santé, etc. Quels sont les effets de ces tensions sur le travail des cadres de proximité ? Comment les manageurs déploient-ils leurs activités avec leurs collaborateurs et parviennent-ils à les garder et à les fidéliser ? Quel est le rôle du management intermédiaire dans la construction du collectif du travail ?

Contrairement aux cadres « gestionnaires » (Boussard, 2017), les cadres de santé se vivent comme des experts, « l'activité est vue comme un travail de résolution de problèmes, fondée sur l'expérience et la connaissance empirique, ancrée dans leur "métier d'origine" » (p. 61). Issus de la filière paramédicale, ils détiennent des compétences de soins et sont attachés aux valeurs humanistes et du service public. Ces valeurs sont en tension avec celles – rationalité, mesure, performance – portées par les dispositifs de management – de finalité, de procédés, d'enrôlement (Dujarier, 2015).

En quoi les pratiques de travail bouleversent-elles l'identité professionnelle des nouveaux cadres ? Comment les professionnels devenus cadres négocient-ils alors leur transition identitaire ? Quels débats de normes et de valeurs traversent le processus de conversion identitaire ? Et comment ont-ils été accompagnés durant le processus de mobilité fonctionnelle ?

Comment évaluent-ils leurs collaborateurs et selon quels critères ? Quelle est la posture du cadre, « expert » du métier infirmier, dans le processus d'évaluation ? Quelle place dans l'évaluation pour une « approche clinique » (Braun, 2017) centrée sur les caractéristiques personnelles du salarié ?

En devenant cadres, ces professionnels se confrontent à une pluralité de logiques – économique, administrative et de soins – qu'ils doivent concilier. Comment les articulent-ils ? La délégation des tâches ou des missions transversales considérées comme chronophages leur permet-elle de se ménager ?

Lorsque les stratégies RH le permettent, leurs actions et projets s'inscrivent dans le temps long puisqu'ils peuvent encadrer la même équipe pendant plusieurs années et éprouver les effets réels des dispositifs managériaux déployés. Comment concilient-ils le temps long nécessaire pour faire adhérer les équipes aux projets, pour accompagner les changements de pratiques professionnelles, pour favoriser le travail collectif, avec le rythme accéléré des réformes du système de santé ?

Cet ouvrage s'attache à regarder le travail du cadre de santé pour lui-même, dans ses intentions et ses difficultés, tel que le conseille P. Ughetto (2012). Les questionnements qui traversent ces textes s'inscrivent dans l'expérience professionnelle des étudiants cadres de santé et en master sciences de l'éducation et de la formation. La formation *par* et *à* la recherche s'avère être un puissant moyen permettant de mettre à distance les situations de travail vécues et observées, de les analyser et de dégager des pistes d'action. La posture réflexive cherche à développer, pendant la recherche, un ensemble de solutions pratiques, un nouveau répertoire collectif d'actions possibles et ajustées aux contextes, à constituer un nouveau patrimoine de pratiques d'ingénierie. Bien entendu, la recherche ici est tournée vers l'action et n'entend pas se déployer comme une activité purement scientifique.

L'ouvrage s'adresse à des professionnels du management, cadres de proximité, ingénieurs de formation, professionnels dans le champ de la santé, de la formation et du travail social, aux étudiants en sciences humaines et sociales, et aux chercheurs.

Christelle Dameme, autrice du premier chapitre, s'intéresse à la question du rôle du cadre dans le développement des compétences individuelles des soignants à travers des situations de coopération interdisciplinaires. Après avoir montré la spécificité du travail soignant dans le secteur de l'hospitalisation à domicile, le texte révèle l'importance de la création d'un collectif de travail pluriprofessionnel et d'une dynamique du processus de coopération pour répondre aux besoins de ce public. En s'appuyant sur une recherche qualitative par entretien, l'autrice rend compte de la manière dont des cadres de santé s'emparent des espaces de travail collectif (réunions pluriprofessionnelles et de projet) pour identifier, valoriser et développer les compétences des soignants.

L'étude de la coopération au sein des équipes de soignants est bien documentée dans la littérature scientifique mais celui des coopérations au sein d'une équipe managériale reste à explorer. Pourtant l'existence des équipes de cadres qui gèrent une même unité de soin est assez répandue dans les établissements de santé. Comment alors s'opère le partage des tâches au sein d'une équipe managériale ? Quels jeux de pouvoir le traversent ? Et quelles régulations individuelles de l'activité pour un travail collectif ? C'est à ces questions que la recherche réalisée par Stéphanie Chevalier s'attache à répondre. L'autrice montre, en outre, quelles sont les conditions favorables à la construction du lien de confiance et du référentiel opératif commun.

Laëtitia Pietras se propose d'étudier les pratiques de délégation de tâches de management. Dans le contexte de la nouvelle gouvernance hospitalière, la délégation partielle par des cadres de santé auprès des infirmières est une pratique répandue. Cependant, la mission confiée et les objectifs de la délégation ne sont pas toujours clairement explicités, donc la délégation prend souvent un caractère informel. Alors, comment le cadre de santé délègue-t-il et quel espace de liberté de décision laisse-t-il à son subordonné ? Comment favorise-t-il la prise de responsabilité du délégué et l'accompagne-t-il à réaliser la tâche confiée ? À partir d'une étude menée principalement auprès des professionnels de santé, ce chapitre révèle les critères retenus par les cadres dans la délégation : nature des tâches, relation de confiance, compétences organisationnelles du subordonné. Cette pratique qui constitue un levier de développement des compétences et de l'autonomie du délégué engage la responsabilité du délégant et mériterait d'être davantage formalisée, contractualisée et évaluée dans ce secteur.

Le chapitre suivant pose aussi la question de l'autonomie, notamment celle du cadre de santé et de son impact sur son *leadership* et sur le bien-être des équipes. Blandine Scrive s'intéresse au phénomène de mal-être et de stress lié au travail des soignants et considère que les valeurs associées au leadership authentique sont synonymes de celles portées par les soignants.

Une étude auprès de cadres de santé et des membres de leurs équipes a été réalisée. La production des données a été effectuée dans 29 services au moyen de 260 questionnaires par enquête. Les résultats ont montré le lien positif entre le leadership authentique du cadre et le ressenti de bien-être au travail de l'équipe de soignants. Cependant, les possibilités d'action du cadre sur ses contraintes professionnelles n'ont pas d'impact significatif sur son leadership et sur le sentiment de bien-être de son équipe. La discussion de ces résultats pose la question des effets d'une autonomie perçue comme partielle, limitée sur le ressenti du bien-être du cadre et sur le sentiment de responsabilité envers son équipe.

Comment devient-on cadre de santé ? Dans le cinquième chapitre, Johanne Degnand propose au lecteur de découvrir son parcours de transformation identitaire et celui des autres infirmiers lors du changement de carrière. Ce processus est parsemé de doutes, de remises en question de certaines représentations, de prises de conscience. La question du sens du travail d'encadrement par rapport à celui du soin est posée judicieusement. C'est un travail sur soi, inscrit dans le temps long d'une formation sur le tas sans apport théorique, suivi ensuite par une formation institutionnelle en école de cadre et à l'université. Comme le révèle l'enquête, pendant cette période, le cadre en devenir développe des stratégies personnelles et créatives, mobilise des ressources plurielles, apprend à s'appuyer sur les acteurs socialisateurs. Enfin, le chapitre débouche sur une proposition d'accompagnement du parcours de professionnalisation.

Le dernier chapitre va plus loin et pose la question de la singularisation du processus de professionnalisation. Aujourd'hui, il existe une multitude d'outils destinés à l'intégration professionnelle des infirmières néo-diplômées mais, comme le montre Jérôme Vandensteen, un des angles morts de ce parcours de professionnalisation serait l'évaluation des compétences par le cadre et l'équipe de travail. L'usage de ces outils se fait, principalement, dans une approche administrative au service des évaluations normatives centrées sur l'évaluation des performances. Or, la compétence ne se résume pas à la performance et l'évaluation des compétences professionnelles se fait avec des critères spécifiques connectés aux situations de travail, connus par l'évalué, et situés dans le temps. Enfin, les situations d'évaluation sont aussi des opportunités de développement. Pour cela, l'auteur propose la personnalisation des dispositifs d'évaluation des débutants.

CHAPITRE 1

LA COOPÉRATION INTERDISCIPLINAIRE ET LE DÉVELOPPEMENT DES COMPÉTENCES INDIVIDUELLES

Christelle DAMEME

Le vieillissement de la population ainsi que l'augmentation du nombre de personnes atteintes de maladies chroniques ont un impact sur les décisions gouvernementales liées à l'organisation du système de santé. Par leur caractère durable et évolutif, les maladies chroniques engendrent des incapacités et des difficultés personnelles, familiales et socioprofessionnelles importantes. Elles constituent un véritable défi d'adaptation pour le système de santé et nécessitent une approche pluridisciplinaire afin d'apporter des réponses adaptées à chaque situation de soin.

Le projet de loi « Ma santé 2022 » vise une transformation en profondeur du système de santé et invite les différents professionnels à coopérer afin d'améliorer la qualité de prise en charge des patients. Cependant nous nous questionnons sur cette possibilité de faire « travailler ensemble » des professionnels issus de formations diverses ayant des valeurs et des cultures différentes. La prise en charge des personnes atteintes de maladies chroniques représente à l'évidence un enjeu pour le système de santé. Elle exige de nouveaux dispositifs et des innovations qui permettent une prise en charge globale et personnalisée.

Une des missions managériales du cadre de santé est d'accompagner et de développer des collaborations et coopérations pluriprofessionnelles afin de garantir la qualité du service rendu à l'usager. Cette mission requiert des compétences organisationnelles et méthodologiques permettant ainsi le travail en équipe et la mise en place d'une organisation de travail favorable à l'émergence du « travailler ensemble ». Entre les contraintes et les exigences hospitalières associées aux attentes de l'humain, dans quelle mesure le cadre de santé peut-il favoriser un travail d'équipe permettant de garantir un parcours de soin de l'usager efficient ?

1. L'expérience professionnelle : source de réflexion

Notre exercice professionnel s'est établi autour de deux axes prioritaires : le prendre soin et le travail en équipe. Nos choix furent guidés par l'envie de mobiliser les compétences acquises mais aussi la possibilité d'en développer d'autres.

1.1. De l'oncologie au soin à domicile : un parcours de choix

Notre expérience d'infirmière en service d'Oncologie de 2006 à 2016, puis en établissement d'Hospitalisation à domicile (HAD) de 2016 à ce jour, a été rythmée par le travail en équipe indispensable à la qualité du soin. Les patients pris en charge dans le service d'Oncologie sont atteints de pathologies cancéreuses. Le travail en équipe effectué au sein de ce service impliquait plusieurs professionnels de santé provenant de disciplines différentes. Chacun mobilisait ses connaissances et ses compétences respectives au service du patient et de la qualité du soin. Cette première expérience professionnelle a permis une prise de conscience quant à l'intérêt de rassembler des acteurs de soin de diverses disciplines autour de la personne soignée.

Nous avons rejoint un établissement d'Hospitalisation à domicile à partir de juin 2016. Notre intérêt pour cet établissement fut motivé par la diversité des soins mais surtout par la présence d'une équipe pluridisciplinaire autour du patient dans un contexte différent : celui du domicile. La spécificité de l'HAD réside dans le fait que les différents membres de l'équipe pluridisciplinaire se trouvent sur différents sites. La collaboration entre les différents professionnels de santé est alors indispensable au maintien au domicile de la personne soignée. Or, les échanges se font à distance, de manière asynchrone, souvent de manière informelle, et nécessitent une traçabilité objective afin de retrouver les informations qui permettront de garantir l'efficacité de la prise en charge du patient.

Notre évolution professionnelle s'est ensuite orientée vers l'encadrement. En janvier 2019, nous avons eu l'opportunité d'accéder au poste de faisant fonction cadre de santé au sein de ce même établissement d'HAD. L'enjeu était de favoriser cette articulation entre l'équipe soignante et les autres professionnels intervenant dans les prises en charge afin de permettre aux personnes soignées de bénéficier de soins de qualité. En HAD, malgré l'autonomie des équipes sur le terrain, le cadre de santé reste l'élément central garantissant des échanges entre les différents professionnels de santé. Pourtant certaines situations nous questionnent sur son rôle dans cette articulation lorsque la collaboration ou la coopération n'est pas présente et que cela entraine des conséquences sur les prises en charge des usagers.

1.2. La collaboration en établissement d'hospitalisation à domicile, acteur du parcours de soin

Les patients pris en charge en HAD sont les patients porteurs de plaies complexes et les patients en soins palliatifs. Selon le rapport de la DREES « Dix ans d'hospitalisation à domicile » publié en décembre 2017, cela concerne respectivement 28 % de l'activité en 2016 contre 19 % en 2006 et 24 % en 2016 contre 22 % en 2006. Selon ce même rapport, d'autres modes de prise en charge, moins fréquents, continuent de se développer tels que les soins de nursing lourds[2], les traitements intraveineux médicamenteux et les soins de cancérologie (essentiellement les chimiothérapies anticancéreuses). Ces patients nécessitent pour la majorité une prise en charge pluridisciplinaire, car les caractères évolutifs et durables de leurs maladies peuvent entrainer des symptômes variés : de la douleur, de l'angoisse, une diminution de leur autonomie ou encore des déficits nutritionnels. Certaines pathologies comme les cancers ou les maladies neurodégénératives entrainent des incapacités et des dépendances qui évoluent tout le long de la progression de la maladie. Ces prises en charge complexes nécessitent la mobilisation de plusieurs professionnels qui vont, en fonction de leurs compétences, répondre aux besoins non satisfaits. Cette interdisciplinarité est présente dès la phase de préadmission avec l'évaluation initiale de l'état du patient par une infirmière coordinatrice présente au sein des établissements hospitaliers prescripteurs. Le travail en équipe commence dès cette étape avec le recueil d'informations nécessaires à la prise en charge au domicile.

Nos observations informelles ont permis de constater que certaines informations pourtant déterminantes à l'évaluation de cet état initial peuvent être insuffisantes et ne sont pas transmises de manière systématique. Par exemple, la possibilité de mettre un lit médicalisé en cas d'aggravation n'était pas toujours évoquée avec le patient malgré le fait que ce type de matériel est indispensable lorsque l'état de la personne soignée se dégrade et que les soins effectués le requièrent. Parfois, l'incohérence entre les soins prévus en début de proposition de prise en charge (un pansement et une injection sous-cutanée par exemple) et les ordonnances de sorties (telles qu'une injection d'antibiotique trois fois/jour) peuvent engendrer une charge de travail plus importante pour les soignants et une organisation plus complexe avec plusieurs passages par jour au lieu d'un passage initialement prévu. Ces dysfonctionnements sont multifactoriels. Ils peuvent être dus à l'altération de l'état général du patient, à l'incompréhension du patient sur l'intérêt de certains dispositifs médicaux, à la charge de travail de l'infirmière coordinatrice ou encore celle du médecin prescripteur.

Dans le secteur du domicile comme à l'hôpital, les soignants doivent mobiliser des compétences organisationnelles. Ils doivent s'approprier la manière de travailler ensemble aussi bien au regard de la spécificité du service (urgences, médecine, réanimation, domicile, etc.) qu'au regard des besoins de chaque patient. D'autres partenaires de soin interviennent également auprès du

---

[2] Les soins de nursing lourds regroupent des soins infirmiers dispensés à des malades plus dépendants que pour des soins infirmiers classiques. Les patients sont souvent en perte d'autonomie ou en fin de vie.

patient, ce qui induit un travail d'articulation afin que chacun puisse assurer ses missions. Par exemple le kinésithérapeute à domicile interviendra sur un créneau horaire spécifique, l'aide-soignant devra s'organiser afin d'assurer les soins d'hygiène du patient avant son passage. Il est indispensable de faire preuve d'adaptabilité et de réactivité. Cette organisation est qualifiée de « complexe », car « chacun des éléments sont reliés et interagissent les uns avec les autres » (Hesbeen, 1997, p. 29). La prise en charge du patient nécessite l'intervention d'une équipe pluridisciplinaire dont les actes dépendent souvent les uns des autres. « La recherche d'une meilleure qualité de la prise en charge nécessite la prise en compte des particularités cliniques de chaque malade, ainsi que l'intégration de ses besoins spécifiques » (Sebai et Yatim, 2018, p. 518). Certains soins ne peuvent être efficaces sans l'intervention d'un professionnel ayant des compétences différentes et spécifiques à certains besoins. La dimension nutritionnelle du soin est gérée par la diététicienne, la dimension psychologique par la psychologue et la dimension sociale par l'assistante sociale. Chacun de ces professionnels apporte son savoir et permet une prise en charge globale du patient, car les différents besoins sont pris en compte. La collaboration interdisciplinaire suppose la connaissance du champ de pratiques de l'autre ainsi que la reconnaissance de ses compétences respectives ; elle est le « lieu de structuration d'une action collective » (Policard, 2014, p. 35). Les acteurs agissent avec un objectif commun et chacun des acteurs a un rôle à jouer selon ses attributions et son expérience.

Néanmoins des difficultés peuvent venir perturber cette collaboration comme les problèmes de positionnement, notamment entre disciplines médicales et paramédicales. Comme le souligne Policard (2014) « les difficultés de positionnement des infirmiers par rapport aux médecins peuvent générer des attitudes de retrait » (p. 46) ; ils n'osent pas et ne se sentent pas autorisés à dire les choses. Dans la pratique, il semblerait que l'interdisciplinarité soit souvent « bancale » et que « les enjeux budgétaires, les zones de pouvoir, ou plus trivialement le manque de temps ou de lieux pour amener les gens à travailler réellement en interdisciplinarité » (Naudin et Margat, 2020, p. 9) soient autant de freins. Le cadre de santé, en tant que manager d'équipe de soin, exerce « une fonction essentielle dans la capacité qu'aura [l'équipe pluridisciplinaire] d'exercer son art, d'offrir ses talents au malade et à ses proches » (Hesbeen, 2017, p. 87). Il tient un rôle crucial dans le dynamisme du groupe et dans l'atteinte des objectifs de qualité dans la prise en charge des usagers.

Dans le projet « Ma santé 2022 », le patient est au cœur du soin et l'objectif est de mettre en place des parcours de soins spécifiques incluant les établissements hospitaliers ainsi que tous les professionnels de santé, de ville et médico-sociaux. Il est question de collaboration entre les différents membres de l'équipe pluridisciplinaire au sein des établissements ainsi qu'entre les structures et les professionnels de santé de ville dans une recherche continue de qualité du soin apporté aux usagers.

Les accords du Ségur de la Santé signés le 21 juillet 2020, puis le récent décret n° 2022-728 du 28 avril 2022[3], nous invitent aujourd'hui à revoir le rôle et la valorisation des professionnels de santé dans une politique de coopération et de modernisation de notre système de santé. En quoi le cadre de santé peut-il favoriser l'implication de l'équipe soignante dans la qualité du soin en prenant en compte la nécessité d'une collaboration interdisciplinaire ?

2. Les évolutions du système de santé influençant le travail en équipe

La procédure d'accréditation des établissements introduite par l'ordonnance n° 96-346 du 24 avril 1996 et précisée par le décret n° 97-311 du 7 avril 1997 a pour objectif de permettre une amélioration des pratiques en favorisant le travail en équipe centré sur la prise en charge du patient. Néanmoins il semble indispensable, de la part des établissements, de prévoir un temps de sensibilisation et de formation des professionnels afin d'éviter tout jugement négatif pouvant entrainer une non-adhésion et un désinvestissement. Le cadre de santé tient un rôle dans la mise en application de ces procédures et dans le partage d'informations. Les bénéfices sont multiples et s'adressent à tous les acteurs de cette démarche, à savoir le patient qui bénéficie d'une prise en charge améliorée, les établissements de santé qui valorisent la qualité et la sécurité des soins et pour les équipes de soin qui constatent que leur engagement est reconnu dans l'amélioration continue de leurs pratiques. Cela participe également à la valorisation de leurs compétences et à la reconnaissance de leurs rôles respectifs dans le parcours patient. En s'intéressant à chaque étape du parcours patient, la procédure d'accréditation vise à identifier les acteurs intervenant dans les prises en charge du patient et à mettre en valeur leurs rôles respectifs dans l'amélioration de la qualité du soin.

La réduction du temps de travail (RTT) fait partie de l'histoire des conditions de travail depuis 1841. Plusieurs décisions politiques se sont succédé et ont modifié le rythme et la durée du temps de travail. La loi n° 2000-37 du 19 janvier 2000 relative à la réduction négociée du temps de travail, ou Loi Aubry sur les 35 heures, constitue la dernière grande étape historique en France. Néanmoins, dans le secteur de la santé, elle a eu un effet négatif sur le travail en équipe en diminuant les temps d'échange et de transmissions. L'organisation du temps de travail devait permettre la récupération d'heures supplémentaires en jours de congés dits « RTT », mais la charge de travail et la pénurie de personnel ne le permettaient pas. Comme le souligne Melchior

[3] Décret n° 2022-728 du 28 avril 2022 relatif au versement d'une prime de revalorisation à certains personnels relevant de la fonction publique territoriale.

(2007), « quand la réduction du temps de travail ne s'accompagne pas des embauches nécessaires à la compensation du différentiel 39 h/35 h, cette augmentation de la charge de travail peut être très forte » (p. 27). Cela a contribué à réduire les interactions entre les différents membres de l'équipe et a profondément déstabilisé les coopérations en provoquant une augmentation de la charge de travail.

La loi « Hôpital, Patients, Santé et Territoires » du 21 juillet 2009 apporte une autre dimension au travail en équipe en élargissant le champ d'action. La création de pôles d'activité favorise la mutualisation des ressources humaines, néanmoins elle semble être freinée par l'hétérogénéité de certains pôles. Selon Vallejo (2018), « les raisons de l'échec de cette mutualisation résident tout d'abord dans une question de charge en soin et de compétence » (p. 12). Les professionnels éprouveraient des difficultés à effectuer des remplacements dans des services qu'ils ne connaissent pas par crainte de ne pas être compétents. Cela nous questionne sur le rôle du cadre de santé dans le développement et le maintien des compétences permettant cette mutualisation.

Enfin, la loi de modernisation du système de santé du 26 janvier 2016 a eu pour ambition de développer les parcours de santé. Cette nouvelle dimension du travail collectif répond aux évolutions démographiques influencées par le développement des maladies chroniques et du vieillissement de la population. L'aspect collectif devient un enjeu afin de répondre aux besoins de la population et de permettre une coopération entre les différentes structures sanitaires, médico-sociales et les professions libérales.

Selon les besoins, les établissements d'HAD interviennent dans le parcours de santé du patient. Devant la chronicisation des pathologies et le vieillissement de la population, l'offre de soin s'étend au domicile des usagers. Le décroissement du nombre de lits hospitaliers et la diminution des durées de séjour incitent l'accroissement des alternatives aux soins en établissements hospitaliers. « L'hospitalisation à domicile constitue une alternative à celle classique, garantissant le traitement du malade dans son environnement familial à condition d'assurer la coopération entre l'hôpital et la médecine de ville » (Com-Ruelle, 2003). Cela implique une coordination entre le personnel de la structure d'HAD et le médecin généraliste de ville. Ce type d'hospitalisation requiert également une coopération avec les autres acteurs de soin : professionnels de santé libéraux ou du secteur social, avec les autres modes de prise en charge (Service de Soins Infirmiers à Domicile, Établissement d'Hébergement pour Personnes Âgées Dépendantes, etc.) et avec les centres hospitaliers de proximité. Le cadre de santé fait partie de ces professionnels et tient un rôle prédominant dans cette articulation. Cependant il doit être capable de diffuser et d'harmoniser ces pratiques de coopération afin de permettre l'atteinte de l'objectif fixé.

Au regard de ces nombreuses transformations et de cette volonté de créer un collectif autour de la prise en charge du patient, comment se situe le cadre de santé et comment peut-il favoriser cette coopération entre les différents professionnels en tenant compte des compétences de chacun ?

3. De l'équipe au collectif, de la coopération à la compétence

Dans cette partie nous allons explorer trois concepts – équipe, coopération, compétence – et mettre en évidence leurs différentes caractéristiques et les relations qu'ils entretiennent.

3.1. De la notion de groupe à celle d'équipe

Chacun sait qu'il ne suffit pas de rassembler des personnes sous un même signifiant pour qu'elles œuvrent ensemble à un même but. L'équipe ne se décrète pas, pas plus que le groupe ou le collectif de travail. Lhuilier (2019) définit le groupe comme « un tout, irréductible aux individus qui le composent et les faits de groupes se distinguent des faits psychiques individuels parce qu'ils se rapportent à une pluralité d'individus » (p. 52). Cela suppose une association sur la base d'échanges, d'intérêts partagés et d'actions communes. Le groupement concerne des personnes réunies régulièrement avec des objectifs et des intérêts communs.

Mucchielli (2019) ajoute les nuances suivantes pour la notion d'équipe : « une intentionnalité commune vers un but collectif accepté et voulu et des contraintes pour les membres et l'existence d'une organisation » (p. 12). La taille d'une équipe joue un rôle important puisqu'un nombre peu élevé de membres facilite les interactions et permet une valorisation des actions centrées vers le même but. La notion d'intentionnalité signifie que chaque membre est conscient des enjeux et qu'il s'engage à coopérer dans le but d'atteindre les objectifs fixés par le groupe. L'auteur souligne qu'il n'y a « pas d'équipe sans travail d'équipe », sans orientation de tous vers un but. Lorsqu'il s'agit de métiers différents, un travail de compréhension et de partage des concepts comme des valeurs de chaque profession peut permettre de construire une culture commune. Chaque membre de l'équipe a des valeurs qui le définissent en tant qu'être humain ainsi que des représentations sociales qui influencent les conduites et les communications sociales. Néanmoins pour que l'équipe fonctionne il est important que chacun des membres puisse exprimer son opinion et ses représentations afin de créer de la cohésion et de ce fait encourager la coopération, car « l'image que chaque membre de l'équipe se fait de ses partenaires et de l'équipe elle-même comme unité constituée détermine ses comportements » (Mucchielli, 2019, p. 43). Chaque professionnel doit s'engager personnellement dans un processus collectif. Il s'agit d'« un engagement, une communauté d'action, ce qui ne veut pas dire identité d'action mais plutôt complémentarité d'action » (Mucchielli, 2019, p. 13).

C'est-à-dire qu'une action n'est pas considérée seule, mais dans un processus organisationnel pouvant interagir avec l'action d'un autre membre de l'équipe d'où la notion de complémentarité. L'équipe ne peut se développer sans se réorganiser continuellement en opérant une sorte de travail sur elle-même. Ce travail lui permet de maintenir son image de groupe opérationnel mais également de transformer les relations entre les membres et l'organisation interne : elle « réintroduit l'altérité au service d'une action collective » (Lhuilier, 2019, p. 57).

Lhuillier (2019) distingue deux mécanismes dans cette organisation : les « conduites d'entretien » qui visent à maintenir l'identité du groupe en tant qu'équipe opérationnelle et les « conduites de progression » qui interviennent souvent suite à un travail de remise en question des pratiques et qui permettent une transformation du groupe. Les conduites d'entretien peuvent être assimilées aux moments d'échanges tels que les réunions d'équipe permettant de développer un sentiment d'appartenance. Le fait de regrouper autour d'une table quotidiennement les membres de l'équipe facilite la connaissance de chacun et la reconnaissance réciproque des tâches respectives. Les conduites de progression peuvent se produire lorsqu'il y a désaccord et donc nécessiter de prendre en compte les actions de l'autre, ce qui encourage chacun à remettre en question sa propre pratique. Ces conduites provoquent des transformations dans le groupe et demandent un travail de régulation.

La caractéristique dynamique du travail sous-entend que le terme « équipe » ne suffit pas toujours à définir un groupe d'individus agissant vers un but commun. Caroly et Barcellini (2013, p. 3) parlent de collectif de travail, car cette notion « est plus forte que la notion de groupe restreint en sociologie ou que celle d'équipe prescrite en ergonomie. Le collectif fait partie de l'activité et n'est pas seulement un déterminant de la situation de travail ».

3.2. De la notion d'équipe à celle de collectif de travail

Barthe et Queinnec (1999) évoquent plusieurs auteurs qui s'attachent à définir le collectif de travail. Dans un premier temps, Leplat (1993) distingue « l'équipe formelle, définie par l'organigramme et de ce fait stable, et l'équipe effective, composée des opérateurs qui effectuent réellement le travail collectif et qui peut se constituer de façon temporaire ». Ensuite Bourdon et Weill-Fassina (1994) nomment l'équipe effective « collectif de travail ».

L'équipe formelle s'apparente à l'équipe constituée par l'organisation, c'est-à-dire les équipes de différents services de soin composées d'infirmiers, d'aides-soignants, de cadres de santé et de médecins qui effectuent au quotidien le travail prescrit. Le travail prescrit regroupe les tâches établies par l'établissement, celles qui permettent de prendre en charge les patients en suivant des règles de fonctionnement ainsi que les procédures relatives à chaque établissement et à chaque activité.

L'équipe effective ou « collectif de travail » correspond à l'équipe formée pour agir en commun afin de répondre à un ou plusieurs besoins spécifiques de l'usager. Il s'agit ici du travail réel, « à savoir ce que [le professionnel] produit et a le sentiment de produire effectivement, tantôt en deçà, tantôt au-delà des règles et des attentes formelles » (Maulini, 2010, p. 23). Ce collectif induit une interdépendance entre les différents acteurs et le partage d'un objectif commun. Prenons l'exemple d'un patient atteint d'une pathologie cancéreuse, hospitalisé pour recevoir sa chimiothérapie intraveineuse. À l'accueil, l'infirmier constate une perte de poids de 5 kg en 2 semaines, il informe le médecin et contacte la diététicienne. L'administration du traitement par l'infirmier dépendra de l'évaluation de la diététicienne mais aussi de l'avis médical. Les actes de chacun dépendent des actes des autres et l'évaluation de chaque professionnel aura un impact sur la prise en charge du patient, l'objectif commun étant que le patient puisse bénéficier de son traitement anticancéreux. Le partage d'un objectif commun par plusieurs professionnels est un concept clé dans l'étude des aspects collectifs du travail ainsi que l'interdépendance qui en découle.

L'activité collective consiste à reconnaitre les contributions singulières de chaque intervenant dans la poursuite d'une visée commune qui est le principe de la coopération. D'après Lhuillier (2019), « ce collectif coopératif, également invoqué "collectif de travail", est au cœur de la constitution et du développement d'une équipe qui dure » (p. 61). En quoi la création d'un collectif de travail influence-t-elle l'émergence d'une coopération entre ces membres ?

3.3. La coopération, un processus dynamique

Coopérer c'est travailler ensemble, conjointement. Cette notion de travail conjoint peut être précisée par le fait de concourir à une œuvre commune. Selon Dameron (2002, p. 341), « la coopération relève de l'action collective finalisée, elle nécessite de partager consciemment entre individus une tâche commune dans des relations de dépendance mutuelle ».

La coopération se distingue de la collaboration par le fait qu'elle se définit comme « une forme d'organisation conjointe du travail où chacun des professionnels est responsable pour sa part, parce qu'elle est identifiable, mesurable et prédéfinie » (Dameron, 2002, p. 97) alors que le travail collaboratif est « une forme d'organisation solidaire du travail où chacun est responsable pour le tout, sans que la part individuelle puisse être systématiquement isolée » (Gangloff-Ziegler, 2009, p. 97). La distinction renvoie au mode de répartition du travail. Il est possible de collaborer au projet d'un autre en « faisant avec », sans nécessairement mettre en valeur le « faire ensemble ». Ce qui compte avant tout dans un processus collaboratif, c'est le résultat et non le processus de réalisation comme la production d'une œuvre commune dans la coopération. Cette dernière regroupe des identités autonomes et responsables, poussées par un intérêt commun, et qui vont explorer ensemble des possibilités novatrices qui permettent de répondre à un besoin. La coopération est le lieu où des liens se créent par un engagement mutuel vers un objectif commun.

Barthe et Quéinnec (1999) qualifient la coopération de processus finalisé, actif et organisé dans le temps. La coopération est finalisée, « c'est-à-dire dirigée par l'atteinte d'un objectif qui est le plus souvent le but de la tâche collective » (p. 670). Cela signifie que le but commun est identifié et connu de tous les acteurs. Le fait de concourir à un objectif commun développe un sentiment d'appartenance et favorise les interactions entre les membres du collectif. Il s'agit de « se sentir » de ce groupe et de partager des valeurs et des normes permettant l'atteinte de l'objectif fixé. La coopération est active car « une de ses manifestations les plus visibles est la répartition des tâches ou sous -tâches entre les différents membres de l'équipe de travail » (Barthe et Quéinnec, 1999, p. 671). Cette répartition des tâches n'est pas figée et, en fonction des besoins, le collectif se réorganise. Le processus coopératif permet la redistribution des tâches ou même l'intégration de professionnels supplémentaires si l'atteinte de l'objectif nécessite une réévaluation des besoins à un moment donné. La coopération est organisée et s'organise. Elle est organisée car son mode de fonctionnement est structuré par la répartition des tâches, comme nous l'avons vu précédemment. Elle s'organise car elle est précédée d'une préparation permettant à chacun des professionnels « d'accorder les représentations de chacun des coéquipiers sur le but à atteindre et sur la façon dont ils vont l'atteindre » (Barthe et Quéinnec, 1999, p. 672). Cette dimension soulève une autre caractéristique de la coopération, celle de la mise en œuvre des compétences individuelles. Selon Dollet (2014), « l'intérêt de la coopération naît de l'altérité des coopérants, celle-ci permet à chaque professionnel de reconnaître l'apport des autres professions dans l'élaboration d'objectifs communs » (p. 65). L'existence d'un collectif de travail amène les professionnels à débattre du sens de leurs actions et à partager les manières de résoudre les situations de travail. La présence de disciplines différentes au sein du collectif de soignants peut aider les différents membres du groupe « à trouver dans son activité des moyens et des façons de faire adaptées à la situation » (Caroly et Barcellini, 2013, p. 4).

Selon Payette (2001), « le mot discipline est issu de disciple et désigne une personne qui suit la doctrine d'un maître et s'y soumet » (p. 20). La pratique interdisciplinaire oblige les membres du collectif de travail à se reconnaitre et à faire connaitre leur identité spécifique. Il ne s'agit pas seulement d'une juxtaposition de plusieurs disciplines mais d'une concertation visant à intégrer les compétences de chacun au service de la personne soignée. L'auteur souligne que la pratique interdisciplinaire ne s'applique que « lorsqu'une situation à traiter est tellement complexe que l'expertise d'une seule discipline n'est pas suffisante pour assurer la qualité des services et le bien-être [de la personne soignée] ; l'intervention exige alors la mise en commun et l'intégration des expertises et des compétences de praticiens de différentes disciplines et nécessite de s'inspirer d'un même cadre de référence » (Payette, 2001, p. 30).

3.4. La compétence, entre reconnaissance et mise en œuvre

Dans les années 1990, la compétence reste définie comme « un savoir-faire opérationnel validé » (Zarifian, 1997, p. 433). Cette définition continue de limiter la compétence à une somme de connaissances acquises et non à un processus mobilisable et évolutif. Selon Vergnaud et Pastré (2011), « la notion de compétence a évolué parallèlement aux transformations du travail » (p. 403) avec notamment l'introduction de la notion d'« évènement » par Zarifian (1997) en opposition à celle d'« opération » dans l'analyse du travail. Il dit de l'évènement qu'il est « une discontinuité, une brisure du mouvement », « il est ce qui arrive de manière imprévue, singulière, surprenante » (p. 436). Être compétent pourrait se résumer à faire face à cet évènement, cependant Zarifian inclut la notion de l'expérience dans la construction de la compétence. Il s'agirait d'une expérience acquise en « post réflexif », c'est-à-dire à partir d'une réflexion après-coup de l'évènement pour en comprendre les causes, les raisons et les effets, et en « pré-réflexif », c'est-à-dire à partir d'une réflexion dite d'anticipation des évènements possibles. Cette démonstration nous confirme l'aspect dynamique de la compétence en réponse à une situation singulière nécessitant la mobilisation de savoirs et de savoir-faire acquis et transposables.

Cependant, si nous revenons à la notion d'évènement qui est le point de départ de la mobilisation de la compétence, Zarifian (1997) dit que « face à un évènement un tant soit peu complexe, la compétence d'un seul individu est vite dépassée », c'est-à-dire qu'une seule personne ne peut gérer la complexité d'une situation compte tenu des différents aspects : social, psychologique, médical. Il ajoute que « c'est alors la mobilisation croisée, dans un réseau d'action, de compétences à la fois différenciées et complémentaires qui est décisive » (p. 437).

L'action collective est produite par la mobilisation des compétences individuelles des membres du réseau auxquelles s'ajoute « la composante indéfinissable, propre au groupe, issue de la synergie et de la dynamique de celui-ci » selon Krohmer (2003, p. 1583) dans son essai de définition de la compétence collective. Bien qu'indéfinissable, il semblerait que cette composante résulte d'une complémentarité au sein du collectif de travail et d'une coopération efficiente par « l'émergence de nouvelles connaissances […], l'apparition d'un langage commun marquant l'appartenance au groupe et l'élaboration de procédures d'action équilibrant les contraintes pesant sur les différents opérateurs » (Navarro cité par Krohmer, 2003, p. 1585). L'appartenance au groupe et le langage commun font référence au concept de coopération, car il ne suffit pas de juxtaposer des agents compétents mais de les faire coopérer efficacement entre eux. Néanmoins les compétences individuelles des membres du collectif doivent être reconnues et le collectif soutenu dans ses actions. Caroly et Barcellini (2013) soulignent que « l'activité collective repose sur une connaissance de l'autre et une reconnaissance de ses compétences » (p. 5). La reconnaissance se situe aussi bien dans les relations verticales (hiérarchiques) que dans les relations horizontales (entre les professionnels du collectif). « La reconnaissance des compétences comme condition de développement de l'activité collective renvoie à des questions sur ce que chacun apporte à la production et à la coopération » (Caroly et Barcellini, 2013, p. 6). La reconnaissance se décline à travers quatre dimensions : reconnaitre la personne, reconnaitre les résultats, reconnaitre l'effort et reconnaitre les compétences. La prise en compte et la valorisation des compétences sont des éléments forts de reconnaissance.

D'autres facteurs contextuels peuvent agir également sur la reconnaissance comme les conditions de travail, la qualité des relations de travail et la place accordée à la responsabilité et à l'initiative. Les techniques d'explicitation ou de confrontation que l'activité collective déploie permettent de formaliser les compétences développées par les uns et les autres dans des situations de travail spécifiques et ainsi d'amener les professionnels à s'interroger sur ce qu'ils connaissent de l'autre, de ses compétences et de ses faiblesses. L'une des techniques d'explicitation utilisée en service hospitalier est la réunion pluriprofessionnelle (RPP), également appelée « staff », qui permet aux différents membres du collectif de travail de s'exprimer et de donner leur avis sur les prises en charge des patients. Ces échanges permettent de distinguer les compétences de chacun et de valoriser le travail effectué.

La performance de l'organisation « va dépendre de sa capacité à mobiliser et à combiner les ressources en compétences de ses acteurs » (Le Boterf, 2018, p. 21). Manager la compétence est une nécessité pour les établissements de santé afin de s'adapter aux évolutions médicales, de la pratique de soin et des normes de travail. Le développement des compétences au travers de l'action permet également une mobilité et une adaptabilité du professionnel aux conditions de travail.

Le cadre de santé, en tant que manager d'équipe, tient un rôle dans le développement des compétences individuelles. Notre questionnement se dirige désormais sur la manière à adopter, en tant que cadre de santé, afin de favoriser l'évolution des compétences des collaborateurs au travers de la coopération interdisciplinaire. Cette partie nous amène à la question de recherche suivante : en quoi la coopération interdisciplinaire a-t-elle une influence sur l'évolution des compétences des différents professionnels de santé ?

Nous pouvons formuler trois hypothèses de réponse à cette question de recherche.

- La création de collectifs de travail, par la reconnaissance des compétences, est un facteur permettant leur développement au sein de l'équipe pluridisciplinaire.
- La mise en place d'espaces de partage de savoirs et savoir-faire des différents professionnels de santé favorise le développement des compétences individuelles.
- La responsabilité et la prise d'initiative lors de coopération pluridisciplinaire participent au développement et à la valorisation des compétences des soignants.

4. Méthodologie de la recherche

Dans le cadre de cette recherche, nous avons réalisé deux enquêtes, exploratoire et empirique, et nous avons choisi comme méthode de recherche l'entretien semi-directif.

Lors de l'enquête exploratoire, nous avons interrogé trois professionnels de santé - une cadre de santé, une infirmière et une aide-soignante - exerçant au sein d'un même centre hospitalier, dans un même service. Le guide de l'entretien exploratoire abordait deux principales thématiques, le parcours professionnel et la manière de travailler ensemble dans l'équipe. Ces entretiens nous ont permis de comprendre comment le cadre organisait le travail en équipe, et la manière dont les deux autres soignants vivaient cette organisation, et leurs conceptions de l'équipe et de la coopération. Ces éléments nous ont permis de centrer notre questionnement sur la coopération pluridisciplinaire et le rôle du cadre de santé.

L'enquête de terrain a été alors menée auprès de six cadres de santé ayant la responsabilité hiérarchique d'une équipe pluridisciplinaire. Ils exercent leurs fonctions dans des établissements différents, et gèrent des services très variés : psychiatrie, diététique, diabétologie, médecine physique et rééducation fonctionnelle, soin palliatif et équipe mobile d'accompagnement, plateau technique de réadaptation fonctionnelle, SAMU/SMUR, etc. Certains ont en charge jusqu'à trois services différents et assurent l'encadrement de 15 à 35 agents. Les thèmes abordés lors de l'entretien portaient sur le parcours professionnel, la composition de l'équipe, les formes de travail coopératif existantes, l'organisation du travail pluridisciplinaire dans le service, les modalités mobilisées par le cadre pour favoriser ce type de travail et les difficultés rencontrées. Les entretiens, enregistrés et retranscrits intégralement, ont été soumis à « une analyse transversale et comparative » (Beaud et Weber, 2010, p. 299).

5. L'interdisciplinarité, de la coopération à l'évolution des compétences

L'analyse des données nous a permis de mettre en évidence plusieurs éléments concernant la mise en œuvre de la coopération interdisciplinaire. Elle est un facteur favorisant la qualité dans le soin grâce à l'approche collective des différents professionnels intervenants et à la mise en commun de savoirs et de savoir-faire.

5.1. La reconnaissance des compétences par l'échange et la confrontation

La création du collectif de travail agissant dans l'action ne peut s'opérer qu'en permettant la reconnaissance des compétences de chacun des membres de l'équipe pluridisciplinaire. Cette reconnaissance passe avant tout par l'identification des compétences des collaborateurs. Cela a souvent lieu à l'occasion des réunions pluridisciplinaires, d'échanges informels ou encore de formations regroupant des professionnels de métiers différents. En faisant référence aux réunions pluriprofessionnelles, Fanny (cadre de santé, psychiatrie) explique que « *c'est vraiment l'objectif qu'on va parcelliser en sous-objectifs et chacun va venir prendre un objectif et utiliser ses compétences au service de ces sous-objectifs* ». Ainsi, en fonction des besoins de la situation du patient, les professionnels qui estiment avoir les compétences se manifestent, prennent l'initiative d'intervenir dans la situation donnée et permettent ainsi une prise en charge adaptée. L'identification des compétences individuelles de chacun des professionnels contribue à leur valorisation auprès du groupe.

Tous les cadres de santé interrogés considèrent que la mise en œuvre d'un travail coopératif favorise cette reconnaissance et que, pour cela, il faut créer des rencontres entre les différents acteurs de soin. Ces rencontres, telles que les réunions d'équipe ou encore les groupes de travail, permettent de *« créer du lien »* entre les différents professionnels, ainsi qu'*« une identité commune »* et de *« donner du sens »* à l'action (Agnès, cadre de santé, diabétologie). En effet, Lhuillier (2019) nomme ce mécanisme « la conduite d'entretien », car elle vise à maintenir l'identité du groupe en tant qu'équipe opérationnelle et permet de développer le sentiment d'appartenance nécessaire à la mise en œuvre d'un travail coopératif.

Certes ces réunions sont des moments d'échanges, de transmissions d'informations, de croisement des regards, cependant elles sont également des moments de confrontation de points de vue, de débat, de controverse professionnelle. *« Il y a des moments où nous ne sommes pas tous d'accord, mais en tout cas c'est un lieu d'échanges et de partages pour peut-être trouver un consensus à la fin et se mettre d'accord et avoir globalement un même objectif à atteindre »,* précise Sophie (cadre de santé, plateau technique de réadaptation fonctionnelle). Ces conduites de progression dont parle Lhuillier (2019) nécessitent de prendre en compte les actions de l'autre et permettent à chacun de remettre en question sa propre pratique. Elles provoquent des transformations dans le groupe et nécessitent un travail de régulation.

Ces rencontres prennent différentes formes : la réunion pluriprofessionnelle et la mise en place de projets. La réunion professionnelle encourage les différents membres du collectif de travail à s'exprimer et à donner leur avis sur les prises en charge des patients. Elle permet de soulever les problématiques de prise en charge d'ordre social, médical ou encore psychologique, et de trouver des actions afin d'y répondre. La réunion de projet intervient quant à elle dans un temps donné, avec des objectifs clairs, et aboutit à une réalisation concrète. Il s'agit de projets souvent institutionnels, permettant à l'établissement d'améliorer ses pratiques ou de répondre à une demande des instances. Même si elles ne poursuivent pas les mêmes objectifs et n'épousent pas les mêmes formes d'organisation, ces deux types de situations favorisent les interactions, le partage des savoirs, les échanges sur les pratiques, et contribuent à la reconnaissance et à la valorisation des compétences. Agnès l'exprime lorsqu'elle dit que *« chacun intervient en fonction de son expertise, de son domaine de compétence »* et que le fait d'*« inclure un maximum de regards nous permet d'être le plus exhaustif possible ».*

Pourtant, ce travail pose également la question de la découverte et du dévoilement de ses propres limites. Ninon (cadre de santé, médecine physique et rééducation fonctionnelle) le décrit lorsqu'elle dit que *« discuter ensemble ce n'est pas voler le travail de l'autre ou le faire mieux [...] c'est comprendre le métier de l'autre, c'est l'accepter et pouvoir agir en complémentarité et non pas en rivalité ».* Bernoux (1985) évoque cette dimension du pouvoir dans l'organisation et constate « que des individus et des groupes, différents de par leur formation et leur fonction, ont des objectifs qui ne coïncident jamais exactement. Chacun a sa vision des moyens nécessaires pour assurer le fonctionnement de l'ensemble » (p. 154). Cet esprit de compétition ne favorise pas la coopération entre les membres de l'équipe pluridisciplinaire et éloigne les professionnels de l'objectif commun de « prise en charge globale » décrite par les cadres de santé. La reconnaissance des compétences de chaque membre de l'équipe pluridisciplinaire permet en revanche d'agir en complémentarité. Trois cadres abordent la question de la délimitation du champ d'action de chacun, de ses propres compétences et celles des autres : *« plus on mélange les métiers et plus ils se connaissent, plus ils définissent quelles sont leurs limites [...] il faut lier la connaissance pour que les gens puissent se comprendre, se connaitre, s'approprier pour respecter les limites de chacun »* (Ninon). L'enjeu ici est la compréhension par chacun de son rôle et sa place dans le processus de travail global, et des effets de sa propre action sur l'activité des autres collaborateurs (Grangeat, Rogalski, Lima et Gray, 2009). Comprendre le travail de l'autre permet de contrôler les effets de son action, par exemple en minimisant les situations de gêne et en favorisant les situations d'aide, d'élargir le champ de ses représentations et de réajuster sa conduite en vue d'atteindre un objectif, certes complexe, mais commun.

5.2. Le développement des compétences par la coopération

Selon les professionnels enquêtés, la coopération interdisciplinaire apparait comme un moyen de développer les compétences. En faisant référence à leur parcours, les cadres affirment que se confronter aux autres leur a permis de découvrir d'autres pratiques, de se dépasser et de développer une expertise. La compétence se construit certes dans l'action auprès du patient, lors des temps de partages de pratiques tels que les rencontres formelles mais également lors des échanges informels. Ces échanges informels qui répondent souvent à un besoin immédiat comme une transmission urgente nécessitant une évaluation de la douleur, ou encore un changement de traitement sont souvent mentionnés par les enquêtés. Ces apprentissages concourent à la construction de nouvelles compétences qui sont déployées dès lors qu'une situation se présente.

Certains cadres ont également évoqué la complémentarité qu'apporte le savoir des uns et des autres et cette dimension est en faveur du patient et de la qualité apportée aux soins qui lui sont prodigués. Fanny explique que lorsqu'elle était infirmière, *« les compétences des autres professionnels venaient compléter ce qui [lui] manquait pour apporter du soin »*. Élargir son regard par rapport à ses propres compétences et expériences, apprendre de nouvelles techniques, de nouvelles informations sur des traitements spécifiques utiles à notre pratique quotidienne et se développer sont donc des avantages à travailler en interdisciplinarité. Cette combinaison de professionnels autour du patient fait référence à la définition donnée par Hesbeen (1997) sur la pratique soignante de qualité dans laquelle « tous les acteurs [de soin] ont pour mission de s'inscrire dans la même perspective professionnelle, celle de prendre soin des personnes, de leur venir en aide, de contribuer à leur bien-être en utilisant les compétences et les caractéristiques propres à l'exercice de leur métier » (p. 43).

5.3. La place du cadre de santé dans le développement des compétences individuelles

Le cadre de santé a un rôle dans l'identification des compétences. Il est celui qui peut favoriser la reconnaissance des uns et des autres au travers de la mise en place de temps d'échanges et de projets communs à plusieurs disciplines. Pour Agnès, *« le manager a forcément une vision globale de tous ces liens interpersonnels »*. Salim, cadre de santé au SMUR, parle quant à lui de *« travail de liaison, de réseau »* et exprime le fait qu'il est important de connaitre *« les expertises et les compétences des collaborateurs »*. Sophie souligne que le rôle du cadre est de *« repérer les ressources »* parce que le risque est de ne pas identifier les compétences des professionnels et ainsi ne pas pouvoir organiser de manière efficace le travail de ses collaborateurs lorsqu'une situation problématique se présente.

Pendant ces temps d'échanges, le cadre est celui qui peut encourager à participer aux échanges, à construire et argumenter un point de vue en facilitant la prise de parole de chacun et en faire bénéficier les autres. Fanny *« essaie vraiment de faire en sorte que chacun puisse s'exprimer »* notamment lors des réunions pluriprofessionnelles et Sophie estime que *« c'est important d'aller chercher un peu ceux qui ne parlent peut-être pas mais qui sont en train de cogiter ou de réfléchir »*. En effet d'après Dumas et al. (2016), « l'implication des [professionnels] est obtenue en leur accordant une part de responsabilité, en les faisant participer activement à la prise de décision, c'est-à-dire de façon générale, en enrichissant leur travail. Cette implication agit positivement sur la fonction d'utilité des [professionnels], en augmentant leur motivation, leur satisfaction et leur fierté » (p. 61).

La responsabilisation accordée lors de la mise en place de projets favorise l'évolution des compétences par la prise d'initiative et par l'influence des différentes disciplines dans la mise en œuvre. Selon Sophie, lors de la mise en place de projet au sein des équipes, le cadre de santé doit savoir répartir la charge de travail de manière à ne pas favoriser l'un ou l'autre et, en fonction du projet, de mobiliser les compétences des différents professionnels. Ce travail d'explicitation des rôles de chacun permet également de délimiter les champs d'intervention des professionnels afin que chacun puisse se rendre compte de l'intérêt d'avoir des visions différentes de la prise en charge du patient dans un objectif commun de qualité et de performance. Ces différentes actions mettent en valeur les compétences de chaque agent et des relations, historiquement verticales ou descendantes, ont tendance à s'effacer et à s'horizontaliser. Le cadre de santé tient donc un rôle de régulateur et de facilitateur dans la rencontre pluridisciplinaire.

En conclusion, la coopération interdisciplinaire, par l'action qu'elle suscite, favorise le partage et le transfert de savoirs et de savoir-faire entre les différents professionnels. Elle bénéficie aussi bien aux usagers qu'aux professionnels de santé. Le cadre de santé a une place importante dans sa mise en œuvre au sein des organisations.

6. Vers une ingénierie de la formation : la pratique réflexive

Notre travail de recherche a permis de mettre en valeur la nécessité d'une coopération interdisciplinaire au sein des établissements de santé afin d'améliorer la qualité du soin et de développer la performance de l'organisation en participant à l'évolution des compétences des collaborateurs. En parallèle, nous avons évoqué la Loi de Modernisation de 2016 qui encourage la coopération territoriale dans le parcours de soin du patient entre les établissements hospitaliers de proximité et les établissements d'HAD. Ces derniers permettent le maintien au domicile par la mise en place d'un travail coopératif entre les membres de l'équipe pluridisciplinaire. Notre enquête montre le besoin de créer du lien et des temps d'échanges entre les différents acteurs de soin afin de favoriser leur intercompréhension et la conscientisation des limites d'intervention de chacun, de permettre la transmission de savoirs et ainsi de faire évoluer les compétences individuelles. Pour répondre à ce besoin, des actions de formation à destination des soignants d'une même équipe pluridisciplinaire peuvent être mises en place. Ces formations inscrites dans une démarche réflexive ont pour but de favoriser un apprentissage organisationnel défini par Letor (2013) comme « l'acquisition et le développement collectif et organisé de compétences au sein d'une organisation en fonction de finalités explicitées et partagées. Cet apprentissage passe par les individus et les collectifs qui composent l'organisation et la font vivre à travers leurs interactions » (p. 332).

Généralement ces types de formation s'adressent principalement aux membres de l'équipe pluridisciplinaire rattachés à une unité de soin. Or nous pensons qu'il serait intéressant d'y intégrer des professionnels libéraux et intervenants extérieurs afin d'avoir une vision plus globale. La présence de ces soignants favoriserait le partage d'informations utiles. Ces professionnels évoluent pour certains depuis plusieurs années dans d'autres formes d'organisations du travail (réseaux de soin, professions libérales, etc.), ils sont régulièrement confrontés à d'autres problématiques telles que refus de soin, situation sociale complexe, absence de prise en charge médicale de ville ou hospitalière. Ils ont élaboré d'autres règles d'action collective et sont souvent détenteurs d'informations utiles concernant l'environnement du patient (habitudes de vie, présence d'aidant, croyances, etc.).

L'objectif général de cette formation est de permettre l'échange autour d'une situation de soin. Il s'agit donc de sélectionner avec l'équipe pluridisciplinaire une situation jugée complexe (altération de l'état général, situation palliative, situation sociale et/ou psychologique, etc.). La rencontre débutera par la description de la situation avec les éléments jugés problématiques. Une analyse fera suite en incluant les différents professionnels ainsi que les différentes organisations. Cette rencontre réflexive aboutira à la mise en place d'actions d'amélioration. Ce type de formation favorise l'autoévaluation et l'autocritique de ses idées et de ses actions. La présence des professionnels extérieurs à l'établissement permet l'analyse des façons de faire des autres et favorise la compréhension de ce qui influence les pratiques de chacun.

Ce type de rencontre n'est pas simple à mettre en place, car il demande du temps, de l'organisation et la disponibilité des différents intervenants. Il devrait être programmé régulièrement afin d'améliorer les pratiques et les processus de soins, le développement d'une organisation apprenante, l'amélioration du travail en équipe et de la qualité de vie au travail. Bouvier (cité par Letor, 2013) définit l'organisation apprenante comme « un système d'actions qui s'organise pour apprendre en permanence, capitaliser ses savoir-faire et ses compétences, pour les transmettre et se transformer volontairement, pour atteindre ses objectifs en fonction des évolutions de son environnement, de ses ressources, de sa culture, des représentations des acteurs en son sein » (p. 332).

7. Conclusion

Pour les cadres de santé, la recherche de qualité dans le soin est un objectif principal dans la prise en charge des patients. La coopération interdisciplinaire y contribue par l'activité collective qu'elle suscite entre les différents professionnels de santé. Le cadre de santé tient un rôle central dans l'émergence de cette coopération en permettant aux uns et aux autres d'acquérir de nouvelles compétences par le biais de rencontres pluridisciplinaires. Ces rencontres peuvent avoir différents objectifs : celui de permettre à chacun d'apporter sa contribution à l'action, mais également de favoriser la transformation de son activité par le débat et la confrontation des idées. Ces échanges et partages d'expériences peuvent induire des changements de pratiques et cela participera à l'évolution de leurs compétences respectives, transposables dans certaines situations de soin. Ce travail interdisciplinaire entrainera des changements de pratiques des professionnels profitables à la prise en charge du patient dans des situations complexes.

Nous avons démontré que la reconnaissance et la valorisation de l'activité collective peuvent s'effectuer au travers de la coopération interdisciplinaire. Cette dernière permet de se construire au travers des expériences partagées, de donner du sens à l'action en se confrontant aux autres, et d'acquérir de nouveaux savoirs dans le but de les mettre à profit des patients et des autres professionnels. De ce fait, la coopération interdisciplinaire peut être considérée comme un moyen d'améliorer la qualité de vie au travail des professionnels de santé et de leur permettre de retrouver du sens à l'action.

Par aller plus loin, ce travail de recherche nous invite à nous questionner sur les méthodes utilisées dans les instituts de formation afin de sensibiliser les futurs professionnels de santé au travail en coopération interdisciplinaire. Une enquête pourrait être l'occasion d'évaluer les méthodes utilisées ou bien de réfléchir aux moyens de sensibiliser et de former aux pratiques coopératives afin de favoriser un travail interdisciplinaire bénéfique aux patients dès l'obtention du diplôme.

CHAPITRE 2

L'ÉQUIPE MANAGÉRIALE : ENJEUX ET FONDEMENTS DU TRAVAIL COOPÉRATIF

Stéphanie CHEVALIER

Le cadre de santé à l'hôpital est aujourd'hui un acteur incontournable de l'organisation des unités de soins au sein des pôles d'activité. Il est garant de la qualité et de la sécurité des soins prodigués au patient par l'équipe pluridisciplinaire dont il a la charge. Pour cela, il doit sans cesse s'assurer de promouvoir une dynamique de groupe. Cette dernière vise à maintenir une cohésion au sein de l'équipe en créant un collectif de travail au service du patient et de sa prise en charge.

Si la nécessité de favoriser le travail en équipe de ses collaborateurs s'est imposée au cadre de santé, comment le cadre gère-t-il son travail au sein d'une équipe de cadres ? Quels sont donc les enjeux et les spécificités du management à plusieurs cadres de santé pour une même unité de soins et donc autour d'une même équipe soignante ?

Cette configuration ne représentant pas la majorité des situations d'encadrement en service de soins, elle est peu traitée et étudiée dans la littérature, y compris dans des secteurs professionnels hors milieu de la santé. Nous allons donc nous intéresser à l'équipe managériale en tentant de comprendre sa dynamique de fonctionnement afin de mieux appréhender les mécanismes qui permettent d'aboutir au travail coopératif.

1. Fondements d'un questionnement des pratiques

De nombreuses études abordent les différents aspects de la fonction de manager, cependant aucune à notre connaissance n'étudie les spécificités liées au travail en équipe managériale. Or l'équipe managériale, composée de 2 à 4 cadres de santé ou plus, est aujourd'hui une réalité dans de nombreux établissements de santé. En effet, si l'on prend l'exemple de trois centres hospitaliers d'Île-de-France, sur 155 cadres de santé, 32 font partie d'une équipe managériale, soit 20 % de l'ensemble de ces cadres[4].

Si le management en équipe peut représenter un véritable appui au quotidien pour le cadre de santé, il est également source de complexité. La transmission

[4] Données obtenues auprès des directeurs des soins de trois centres hospitaliers situés en Île-de-France.

des informations et le suivi des décisions prises par l'ensemble des membres de l'équipe s'avèrent plus particulièrement source de difficultés. Le travail en équipe managériale nécessite une continuité, mais aussi une stabilité des décisions des cadres pour garantir la légitimité de chacun face à des équipes soignantes parfois contestataires vis-à-vis de l'autorité managériale. Ainsi, ne pas soutenir et poursuivre des décisions prises par son collègue cadre pourrait l'exposer à des contestations croissantes de l'équipe soignante, voir à des difficultés d'encadrement. Pourtant, au moment du changement de cadre, il s'avère compliqué de relater l'ensemble des éléments constitutifs d'une journée de travail au collègue. Les évènements importants de la journée peuvent être mentionnés, mais pas l'ensemble des interactions et des ressentis qui participent à l'orientation des décisions prises. Comment dès lors assurer la mise en œuvre des décisions prises plus tôt par son collègue et leur suivi sans avoir été présent à ces moments pour comprendre le contexte, si particulier, vécu par l'autre ? De plus, chaque cadre a sa propre vision des solutions à apporter pour résoudre un problème et celle-ci n'est pas nécessairement partagée par le ou les autres membres de l'équipe managériale. Comment garantir le suivi des décisions managériales lorsque nous ne sommes pas, nous-mêmes, en accord avec la décision prise en amont ?

De même, l'organisation en équipe managériale amène à se confronter à des « manipulations stratégiques » des soignants qui s'adressent tantôt à l'un tantôt à l'autre cadre afin d'obtenir la réponse la plus favorable possible à leur demande. Par exemple, il arrive parfois qu'un soignant qui souhaite obtenir le droit de partir plus tôt lors d'une de ses journées de travail s'adresse plus facilement au cadre qui a déjà accepté ce type de demande sans trop de difficultés. Le même soignant évitera de formuler cette demande à un autre cadre de l'équipe managériale car il aurait peut-être à négocier plus ardemment. Ce positionnement de l'équipe soignante vis-à-vis de l'encadrement peut être rapproché de la notion de *go-between* développée par Perrenoud (1996) dans son ouvrage « Métier d'élève et sens du travail scolaire » où l'enfant, à la fois message et messager entre son enseignant et ses parents, est décrit comme « un acteur conscient d'être l'objet et l'enjeu d'échanges [...] et résolu à contrôler la communication à son avantage s'il le peut » (p. 78).

Cette description du *go-between* est transposable à l'équipe encadrée par plusieurs managers et ces derniers doivent nécessairement prendre en compte cette dynamique dans la construction du fonctionnement de leur propre équipe. Comprendre les jeux conscients ou non des soignants vis-à-vis de l'équipe managériale permet de mieux les appréhender, mais amène malgré tout à se questionner sur les impacts de ce type de management sur la dynamique d'équipe de manière plus générale. De plus, quel positionnement doivent adopter les cadres face à une équipe soignante qui utilise les divergences d'opinions pour remettre en question les décisions prises ?

Pour autant, l'équipe managériale s'inscrit parfaitement au sein des évolutions récentes des organisations hospitalières qui s'avèrent favorables à une dimension plus collective du travail dans le milieu de la santé.

2. Le collectif au cœur des pratiques managériales

L'ordonnance n° 2005-406 du 2 mai 2005 ainsi que la loi n° 2009-879 portant réforme de l'Hôpital et relative aux Patients, à la Santé et aux Territoires (loi HPST), en instaurant les groupements hospitaliers de territoire, voient émerger la notion de « collectif cadre ». La mise en place d'une organisation par pôle d'activité de soins des établissements de santé implique en effet une nécessaire mise en commun des moyens, qu'ils soient humains ou matériels. Comme le précise Peoc'h (2018), « l'hôpital n'est plus une entité aux frontières définies. Les unités de soins se recomposent en "mode de prise en charge" en "parcours de soin" ou en "filières de soins" pour remplacer les services » (p. 28).

Dans ce contexte, les cadres de santé, en tant qu'acteurs de proximité du terrain, ont dû s'appuyer sur un travail nécessairement plus collaboratif pour gagner en efficience au sein des pôles d'activité. Par exemple, les effectifs soignants gérés jusque-là service par service sont gérés au niveau du pôle nécessitant que l'ensemble des cadres puisse collaborer pour une juste répartition des personnels soignants. Molinier (2008) précise d'ailleurs que le collectif pourrait permettre aux cadres de « se faire entendre en même temps que préserver leur santé » (p. 30).

La notion de dynamique de groupe devient primordiale pour les cadres de santé, dans un contexte hospitalier en pleine mouvance qui ne doit plus être centré sur lui-même mais s'ouvrir à l'ensemble des structures intervenant dans le parcours global de prise en charge des patients. Le travail en équipe managériale s'inscrit donc pleinement dans ce contexte de collectif naissant.

De même, certaines entreprises ont dû modifier leurs organisations de travail pour s'adapter au mieux au besoin de travail à temps partiel exprimé par leurs collaborateurs. Une nouvelle pratique a donc émergé permettant le partage d'un même poste entre deux employés travaillant à temps partiel. Nommée *job sharing*, cette organisation du travail est déclinée en *top sharing* lorsqu'elle s'applique aux managers.

Né dans les années 1930, le travail à temps partiel est d'abord synonyme de précarité et d'instabilité des emplois dans un pays en pleine crise économique à la suite du krach boursier de 1929 (Maruani et Meron, 2012). Les auteurs expliquent qu'« il s'agit bien de la création d'un mode d'emploi particulier, à temps partiel, qui constitue la première adaptation du volume de main-d'œuvre aux fluctuations de l'activité commerciale au cours de la journée » (p. 135).

Dans les années 1980, en France, une nouvelle crise économique avec augmentation importante du taux de chômage dans la population continuera à faire du travail à temps partiel un synonyme de précarité du travail avec une forte composante féminine. Dès lors, de nombreux textes de loi viendront légiférer sur ce qui deviendra progressivement un mode d'emploi pouvant permettre une « meilleure conciliation entre vie professionnelle et vie familiale » (Maruani et Meron, 2012, p. 137), lorsqu'il est choisi et non imposé.

Ultime évolution du travail à temps partiel, le *job sharing* est donc une pratique récente, née aux États-Unis dans les années 70. Il est très pratiqué en Suisse et aux États-Unis, mais tend à se développer également dans d'autres pays de manière plus informelle (Allemagne, Grande-Bretagne, Suède, etc.). Les premiers postes en *job sharing* ont été introduits en France en 1994 par l'entreprise Hewlett-Packard mais cette pratique reste relativement peu connue à ce jour. Il permet de faire du travail à temps partiel un véritable choix personnel tout en préservant sa carrière professionnelle.

Le *job sharing* correspond au partage d'un même poste entre deux ou plusieurs personnes autour de tâches interdépendantes et d'une responsabilité commune. Son objectif premier était de permettre l'accès au travail à temps partiel d'un nombre plus important d'employés. En proposant ce type d'organisation, l'entreprise bénéficie d'une plus grande attractivité mais gagnerait également en présentéisme et créativité en s'appuyant sur la force du collectif de travail.

La déclinaison du *job sharing* s'est développée également au niveau managérial où il est appelé *top sharing*. Il s'agit alors de composer une équipe managériale avec plusieurs membres mais chacun travaillant à temps partiel avec des temps de présence communs. La responsabilité du poste est en revanche de 100 % pour chaque collaborateur, quelle que soit sa quotité de travail.

Une enquête menée auprès des entreprises suisses (Amstutz et Jochem, 2014) montre que sur 384 entreprises, 27 % ont recours au *job sharing*. La plupart des postes en *job sharing* sont des postes d'encadrement : il s'agit donc majoritairement de *top sharing*. Les entreprises concernées par ce type d'organisation y voient l'opportunité d'accroitre leur attractivité en permettant à des collaborateurs en situation managériale de travailler à temps partiel et leur donner la possibilité de mieux concilier vie privée et vie professionnelle.

Les employeurs insistent également sur l'intérêt de la transmission du savoir-faire qualifié de l'entreprise grâce à la pratique du *top sharing*.

D'après cette enquête, si ce type d'organisation semble apporter une meilleure productivité et créativité des managers mais également un absentéisme réduit, il est nécessaire d'apporter une attention particulière à l'harmonie dans l'équipe. Ainsi, l'équipe managériale, au sein du collectif naissant, va devoir trouver son équilibre et son organisation propre si elle veut pouvoir assurer ses missions de manière structurée et perdurer.

Le management en équipe a donc une véritable existence mais n'est que peu étudié tant sur ses spécificités que sur ses impacts. C'est pour cette raison que nous avons souhaité, au travers d'un travail de recherche, étudier cette particularité de la fonction managériale pour mieux en appréhender les caractéristiques.

3. Construction de la coopération au sein d'une équipe managériale

L'étude du travail d'une équipe managériale mobilise différents concepts qu'il est intéressant de développer pour une meilleure appréhension de notre objet. Si les concepts d'équipe et de coopération sont incontournables, les notions de pouvoir et de confiance s'avèrent également indispensables à la compréhension des enjeux liés à l'équipe managériale.

La construction d'une équipe et la mise en place d'échanges coopératifs en son sein sont des processus complexes dont la réussite dépend de nombreux facteurs.

Concernant la constitution de l'équipe, la notion d'engagement personnel de chaque membre de l'équipe semble importante pour la mise en œuvre d'une dynamique au sein du groupe. Mucchielli (2019) décrit l'équipe comme « un groupe primaire typique, où dominent l'unité d'esprit, la cohésion, les liens socio-professionnels, l'engagement personnel et l'adhésion totale des membres au groupe restreint, avec lequel ils s'identifient » (p. 15).

D'autres auteurs expliquent que « la persistance d'un groupe dans le temps résulte d'un effort de création permanente » (Anzieu et Martin, 2011, p. 179). Il ne suffit donc pas d'être nommé membre de l'équipe pour que celle-ci puisse être opérationnelle. L'équipe, en perpétuelle mouvance, doit trouver en permanence les moyens de subsister.

L'équipe ne peut pas se résumer à une simple juxtaposition de membres. Des liens sont à construire entre eux pour aboutir à une confiance mutuelle nécessaire à la mise en œuvre du processus de coopération. Selon Alter (2009), « il existe un contrat implicite entre les membres d'un réseau. Il repose sur la capacité à s'engager dans une relation ou dans une action coopérative sans être certain du comportement de l'autre : sur la confiance » (p. 64). La confiance est alors incontournable pour l'engagement d'un individu dans la relation de coopération.

Mais cette construction relationnelle nécessite du temps. Comme le souligne Van Belleghem (2015), « la confiance ne se décrète ni se prescrit. Elle se construit dans le temps » (p. 27). On peut alors s'interroger sur l'adéquation possible entre cette nécessité et des impératifs et exigences institutionnelles de performance. Nous pouvons nous questionner sur la capacité de l'institution qui prescrit l'équipe managériale à lui laisser du temps pour se construire.

Une autre question qu'il est important d'aborder pour mieux cerner les enjeux liés à notre sujet est celle de la place considérable des enjeux de pouvoir au sein de l'équipe managériale. Crozier et Friedberg expliquent (1996) qu'« une organisation [...] est le royaume des relations de pouvoir, de l'influence, du marchandage et du calcul » (p. 45). Pour ces auteurs, le pouvoir revêt un véritable « caractère relationnel » puisqu'« agir sur autrui c'est entrer en relation avec lui ». Ainsi le pouvoir est inhérent aux relations d'échanges interpersonnels, « mais où les termes de l'échange sont plus favorables à l'une des parties en présence ». Pour autant, il n'est valable que dans une situation et un contexte donnés, car chacun des acteurs possède des ressources individuelles qu'il peut choisir de mobiliser ou non en fonction des avantages qu'il peut en obtenir. Friedberg (1997) définit le pouvoir comme « la capacité d'un acteur à structurer des processus d'échange plus ou moins durables en sa faveur, en exploitant les contraintes et opportunités de la situation pour imposer les termes de l'échange favorable à ses intérêts » (p. 127-128). Le pouvoir est donc une composante incontournable si l'on considère le processus de coopération.

En s'appuyant sur les travaux de Friedberg, Bernoux (1985, p. 160-163) rappelle les quatre sources de pouvoir intervenant dans les échanges socio-professionnels qui sont : l'expertise dans un domaine spécifique en lien avec l'échange, la maitrise des relations avec l'environnement dans lequel se déroule l'échange, la maitrise des flux d'informations autour de cet échange, et, pour finir, la capacité de l'individu à utiliser les règles de l'organisation dans laquelle il évolue. Toutes ces sources identifiées vont donc apporter à l'individu qui les détient une certaine maitrise lui permettant de structurer l'échange en sa faveur.

Si le pouvoir est un incontournable de toute relation interpersonnelle, quelle est alors la place prise par de tels enjeux dans une équipe de cadres puisque chaque membre s'est vu promulgué en position d'autorité par décision formelle de l'institution ? Il est alors probable que le pouvoir prenne une place majorée au sein de ce type d'équipe et qu'il puisse représenter un véritable frein à l'instauration des relations de confiance nécessaires à la coopération.

L'organisation du travail au sein de l'équipe managériale est une autre spécificité de cette dernière. La construction d'un schéma organisationnel dans cette équipe va rapidement s'imposer aux différents membres : on parle ici de la construction d'un référentiel opératif commun.

De Terssac et Chabaud (1990) affirment que la coopération entre plusieurs individus « se construit avant tout par l'élaboration d'un référentiel opératif commun » (p. 129). La construction de ce référentiel passe avant tout par l'élaboration d'une représentation commune de la tâche à effectuer dans une situation particulière, partagée par l'ensemble des membres de l'équipe. Les auteurs précisent que celui-ci « s'élabore par et pour l'action à entreprendre au travers d'un processus de mise en commun des compétences individuelles » (p. 124). Il s'agit donc bien de déterminer, en équipe managériale, des modalités de mise en commun des savoirs et savoir-faire individuels, et de réguler conjointement les activités d'encadrement. Ces interactions entre les membres visent, d'une part, à définir le but (les buts) de la tâche, éventuellement à le (les) redéfinir et à assurer la réalisation de la production, ce qui correspond à la régulation externe. D'autre part, elles permettent d'élaborer et discuter les fins et motifs de l'équipe (travailler dans le respect des valeurs de chacun tout en assurant une cohérence des décisions prises, avoir de bonnes relations au travail, ménager sa santé, développer ses compétences, etc.) en vue de répartir, d'équilibrer, la charge de travail, ce qui correspond à la régulation interne (Leplat, 2006). Ainsi, ces régulations interindividuelles impliquent des ajustements, des adaptations, des réélaborations des règles (formelles ou informelles, prescrites par l'organisation ou propres aux acteurs, etc.), voire la création de nouvelles règles. Ces régulations peuvent avoir lieu « à chaud » pendant les actions menées avec les soignants (réunions, entretiens, etc.) ou « à froid » après l'action (élaboration de procédure, d'un protocole pour la prise en charge des patients à l'accueil des urgences par exemple).

Ces différents éléments nous ont permis alors d'affiner notre question de départ pour en déduire la question de recherche suivante : comment les cadres de santé peuvent-ils construire un lien de confiance au sein de l'équipe managériale malgré les enjeux de pouvoir existants ? Nous avons alors émis l'hypothèse que les régulations internes à l'équipe managériale permettent un équilibre entre enjeux de pouvoir et création du lien de confiance. Nous avons donc cherché à identifier les processus de cette régulation.

4. Méthodologie de l'enquête

Afin de répondre à notre questionnement, nous avons réalisé une étude compréhensive et qualitative. Une enquête par entretien nous a permis d'apprécier le vécu de professionnels ainsi que leur ressenti vis-à-vis de la thématique étudiée.

Selon Blanchet et Gotman (2015), l'entretien « fait appel au point de vue de l'acteur et donne à son expérience vécue, à sa logique, à sa rationalité, une place de premier plan » (p. 20). S'agissant de l'objet de notre, une part importante d'affect était en jeu et il était fondamental de pouvoir l'intégrer. Les auteurs précisent que « l'entretien s'impose chaque fois [...] que l'on ne veut pas décider a priori du système de cohérence interne des informations recherchées » (p. 37). Ce mode d'enquête se révèle adéquat pour éviter les idées préconçues que l'on pourrait avoir autour du sujet à traiter.

Afin d'avoir un panel le plus large possible et donc d'analyser la situation dans des contextes variés, nous avons choisi d'interroger 10 cadres faisant partie de 4 unités différentes : Service d'Accueil des Urgences - SAU (3), service de nuit (3), service de pharmacie (2) et service d'hospitalisation à domicile - HAD (2). Les professionnels interrogés présentent des profils différents : des formations de base différentes (infirmières et préparateur en pharmacie) mais aussi des parcours professionnels et une expérience managériale variés. Ils bénéficient d'une ancienneté dans la fonction cadre de trois ans et demi à dix-neuf ans et ont intégré une équipe managériale depuis au moins un an et demi et jusqu'à dix-sept ans (cf. Tableau 1).

Nous intéressant à la dynamique de l'équipe managériale, nous avons souhaité procéder à une analyse thématique des entretiens en regroupant les propos des enquêtés, équipe par équipe, pour procéder à des confrontations de discours. Comme le soulignent Blanchet et Gotman (2015), l'analyse thématique « ignore ainsi la cohérence singulière de l'entretien et cherche une cohérence thématique inter-entretiens » (p. 96).

Cette méthode d'analyse des données nous a permis une meilleure compréhension des interactions entre les membres. En revanche, l'ampleur de notre enquête étant limitée par le temps imparti au travail de recherche, il faut nous accorder que celle-ci présente certaines limites. Malgré tout, nous avions choisi d'interviewer des équipes gérant des services aux fonctionnements différents.

Tableau 1. Présentation synthétique de la population de l'enquête de terrain

Entretien	Fonction	Ancienneté dans la fonction	Ancienneté dans l'équipe	Nombre de cadres constituant l'équipe	Service
1	Cadre de santé	3 ans	3 ans	3	Service de nuit
2	Faisant fonction de cadre de santé	1 an	1 an	3	SAU
3	Cadre de santé	15 ans	3 ans	2	Pharmacie
4	Cadre de santé	5 ans	2 ans	3	Service de nuit
5	Cadre de santé	5 ans	1 an et demi	3	Service de nuit
6	Cadre de santé	3 ans et demi	1 an et demi	3	SAU
7	Cadre de santé	14 ans	1 an et demi	3	SAU
8	Cadre de santé	19 ans	2 ans	2	Pharmacie
9	Cadre de santé	6 ans	4 ans	2	Service d'HAD
10	Cadre de santé	13 ans	7 ans	2	Service d'HAD

5. Les acteurs de terrain face aux enjeux de l'équipe managériale

L'enquête réalisée permet de mettre en exergue différentes caractéristiques de l'équipe managériale facilitant la compréhension des processus inhérents à son fonctionnement.

5.1. La communication, un vecteur essentiel de l'information

L'ensemble des interviewés s'accordent à dire spontanément que la communication au sein de l'équipe managériale est indispensable au bon fonctionnement de cette dernière. L'une des cadres de nuit explique, par exemple, qu'avec ses collègues il leur *« arrive clairement de [...s'] appeler en dehors des heures de travail »* (E1). Ces échanges professionnels qui débordent sur la vie privée s'avèrent nécessaires pour la gestion quotidienne du service. En effet, la maitrise de l'information est une source de pouvoir identifiée et le partage permanent de celle-ci favorise l'équilibre entre les différents cadres de l'équipe managériale.

Il est également un autre aspect de la communication que l'ensemble des cadres interrogés mettent en exergue. Il s'agit de la communication avec les collaborateurs. Elles expliquent que la crédibilité de l'équipe managériale passe par l'uniformité des messages transmis. *« On essaie quoi qu'il arrive de ne pas se contredire [...] On va à peu près tous les trois dans le même sens [...] Il faut qu'on dise la même chose aux agents »* (E1).

5.2. Les jeux de pouvoir au sein de l'équipe managériale

L'ensemble des cadres interrogées ont une utilisation importante du *« je »* et du *« moi »* (*« c'est moi qui fais », « c'est moi qui utilise »*) en opposition avec *« chacune », « certains »*, mots qui renvoient aux erreurs commises par les autres membres de l'équipe managériale. C'est au travers de ce type de propos qu'on entraperçoit les enjeux de pouvoir au sein des équipes cadres.

Or ces relations de pouvoir sont une entrave à l'instauration et au maintien d'une relation de confiance nécessaire à la coopération des différents membres. Ainsi par exemple, la cadre de pharmacie explique qu'il lui serait impossible de travailler avec un collègue préparateur en pharmacie car *« il y aurait compétition »* et *« chacun pourrait essayer de tirer la couverture à lui »* (E3). En effet, l'expertise acquise dans son domaine de compétence est pour elle une source de pouvoir dans la relation avec sa collègue non experte dans le domaine de la pharmacie. Nous pensons que la relation n'aurait pas été la même si elle avait travaillé avec un cadre de sa filière de formation.

5.3. Construction du lien de confiance interpersonnelle

Les propos des acteurs interviewés nous permettent d'identifier différents niveaux de maturation du lien de confiance au sein des équipes managériales. Ainsi, pour l'équipe de nuit par exemple, le lien de confiance est déjà très présent entre les différents membres. L'un des cadres de cette équipe explique d'ailleurs que le travail de nuit implique un isolement important à cause des horaires de travail décalés, des effectifs de travail réduits et il dit *« c'est la solidarité devant la difficulté qui fait que nous sommes soudés »* (E4). Sa collègue, quant à elle, s'accorde à dire que *« les difficultés du poste nous renforcent »* (E5). Ces difficultés amènent ces cadres à des stratégies de régulation collectives sous la forme de transmission d'informations plus régulières et complètes, transfert des tâches, programmation d'entraides, anticipation de la fatigue des autres, etc. (Barthe, Gadbois et Prunier-Poulmaire, 2004). Leurs propos rejoignent les écrits de Karsenty (2011) qui explique que « la confiance viserait donc à réduire l'incertitude et, en conséquence, le sentiment de risque » (p. 134). Dans cette équipe de nuit, les discours en lien avec les enjeux de pouvoir sont peu présents.

A contrario, pour l'équipe du SAU, les propos tenus par les cadres laissent à penser que le lien de confiance est inexistant. L'une des cadres explique que ses collègues *« ne communiquent pas »* et que pour elle il n'y a pas de *« cohésion, d'esprit d'équipe »* (E2). Sa collègue affirme également qu'il n'y a *« toujours pas de cohésion, de groupe cadre »* (E7). Les verbatims en lien avec le pouvoir sont en revanche très présents dans les discours et chaque cadre interrogée identifie sa collègue comme responsable des problématiques de fonctionnement d'équipe. L'une des cadres parle d'ailleurs de *« gueguerre »* entre ses collègues et affirme que *« chacune veut [...la] tirer de son côté »* (E2). Les stratégies développées au sein de cette équipe privilégient les intérêts individuels des acteurs au détriment de l'action collective. Cette situation empêche la construction d'un lien de confiance au sein de cette équipe et le processus de coopération est entravé.

Les discours des interviewées montrent qu'un lien étroit entre enjeux de pouvoir et lien de confiance existe au sein des équipes managériales et que ces éléments ont un impact sur le processus de coopération. Cependant, l'équilibre entre enjeux de pouvoir et lien de confiance s'avère délicat. Lorsque les enjeux de pouvoir prennent une ampleur trop importante, la confiance semble ne pas pouvoir être instaurée et le processus de coopération est alors contrarié. Au contraire, une confiance affirmée est synonyme d'un processus de coopération abouti où les enjeux de pouvoir semblent minimes. Comme le soulignent Crozier et Friedberg (1996), il ne peut y avoir d'action organisée sans pouvoir et de travail collaboratif sans relation de confiance.

Donc, si les enjeux de pouvoir sont une composante des relations interpersonnelles, ils n'entravent pas nécessairement la création du lien de confiance entre les individus tant qu'ils ne prennent pas une place trop importante dans la relation.

5.4. Construction d'un référentiel opératif commun : les fondements de l'équipe managériale

Un autre élément important mis en lumière est que le référentiel opératif commun est une base structurelle incontournable de la coopération.

En décrivant l'organisation de travail au sein de l'équipe de pharmacie, l'une des cadres explique qu'elles se sont *« divisé les tâches sur les deux secteurs »* et que *« tout est formalisé »* (E3) quand sa collègue confirme qu'elles ont *« chacune des tâches prédéfinies »* (E8). Les deux cadres ont *« une ressource cadres »*, et affirment que *« tout est dedans »* et que *« toutes les demandes sont informatisées et partagées »* (E3). Il s'agit d'un dossier informatique partagé dans laquelle elles enregistrent l'ensemble des documents de travail leur permettant une mise en commun de l'ensemble des informations que chacune a pu avoir à sa disposition. Ce type d'organisation collective correspond bien aux critères de constitution d'un référentiel opératif commun qui, selon Giboin (2004), « consiste en l'ensemble des informations sur la situation (objet et acteurs) dont disposent les opérateurs au cours de leur activité » (p. 127). Il s'agit en effet d'une représentation commune, collective, de l'ensemble des actes à réaliser par les membres de l'équipe, leur enchainement ainsi que la manière dont ceux-ci doivent être développés.

Ce référentiel est le résultat d'une construction commune et non imposée par un tiers extérieur pour assurer un usage pertinent de cet outil par les acteurs. Lorsque des outils, des méthodes de travail ou des référentiels sont imposés par la hiérarchie (cadre supérieur ou direction des soins par exemple), leur appropriation par les acteurs n'a rien de mécanique. C'est notamment le cas pour l'équipe du SAU. Ainsi l'une des cadres de cette équipe évoque le fait que *« la cadre supérieure a mis en place une organisation avec des horaires décalés »* (E7) et a réparti les missions entre les différents cadres. Or cette organisation du travail décidée par un membre extérieur à l'équipe managériale n'a pas permis d'instaurer une dynamique coopérative. Comme le soulignent Veltz et Zarifian (1994), le référentiel opératif repose sur « la mise en compatibilité des actions individuelles » par la construction « d'une représentation commune de la situation ». Il doit donc être élaboré par les acteurs eux-mêmes pour permettre de donner du sens à l'action collective.

5.5. L'équipe managériale et la régulation interne

Nous pouvons constater que la seule construction du référentiel n'est pas suffisante pour établir une relation coopérative efficiente. Les différents acteurs interrogés expriment la nécessité de le questionner de manière régulière afin de garantir son évolutivité face à la diversité et la spécificité des situations rencontrées. Cela permettrait aux cadres de l'équipe managériale d'adopter une attitude commune en élaborant des règles partagées par tous. L'une des cadres des urgences explique d'ailleurs *« en échangeant, en négociant, en se disant, finalement on va se mettre d'accord sur la direction [à prendre] »* (E2). En effet, De Terssac et Chabaud (1990) qualifient le référentiel d'éphémère « puisqu'il prend en compte les caractéristiques des installations ou des personnes à un moment donné » (p. 124). Ainsi, pour qu'il puisse perdurer, il est nécessaire de le faire évoluer pour l'adapter au contexte de travail.

Les ergonomes expliquent d'ailleurs que grâce à l'évolution de la structure de l'activité et l'accumulation de l'expérience « le contenu d'un référentiel commun change sans cesse et qu'il faut donc préférer une "vision dynamique" du référentiel commun à une vision statique » (Karsenty, 2003, cité par Giboin, 2004, p. 128). Pour les cadres interrogées, il s'avère que cette réévaluation permanente du référentiel apparait comme le moyen de réguler les enjeux de pouvoir en déterminant des règles de fonctionnement communes mais spécifiques à chaque équipe managériale, et en permettant l'harmonisation des décisions prises par celle-ci.

L'une des équipes a mis en exergue un autre processus de régulation consistant en une hiérarchisation acceptée au sein même de l'équipe managériale. La position de leader assumée par l'une et acceptée par l'autre favorise le processus de coopération. Dans le fonctionnement spécifique de cette équipe, tout est bien défini et le rôle de chacun est déterminé. Le référentiel opératif commun est donc clairement établi et non remis en question. Chacune semble trouver sa place dans la relation de subordination ainsi établie. Effectivement Mucchielli (2019) cite Hutton qui explique que « L'appartenance à un groupe peut être centrée sur un leader investi d'une confiance considérable. Une des fonctions du leadership personnel est de personnifier l'unité et l'existence continue du groupe et de maintenir l'engagement affectif de ses membres » (p. 86). Ainsi, le déséquilibre des relations entre les parties, avec l'incarnation par l'un de ses membres d'une position de leader, serait à même d'instaurer la relation de confiance et donc la coopération.

6. De la recherche à l'ingénierie

À la lumière de ces apports, nous proposons un projet d'ingénierie de formation visant à améliorer la coopération managériale.

Lors de l'analyse des entretiens, nous avons constaté que les cadres en situation de travail en équipe consacraient peu de temps aux échanges formels autour du processus de coopération. Or, ces derniers ont clairement exprimé que ce type d'échanges pouvait apporter un réel bénéfice au fonctionnement du groupe.

Certains exposent d'ailleurs que les échanges autour des situations de travail complexes permettent de trouver des solutions en équipe et d'élaborer des règles de fonctionnement entre les différents managers. Ainsi, la mise en place d'une pratique réflexive autour de situations managériales complexes pourrait permettre de dynamiser le référentiel opératif commun et lui donner une adaptabilité au contexte évolutif de l'équipe managériale.

En effet, Altet et al. (2013) considèrent à la suite des travaux de Schön « que la pratique réflexive permet au professionnel de prendre conscience de la manière dont il agit, de la comprendre et ainsi de faire évoluer sa pratique », donc de renforcer l'articulation entre théorie et pratique (p. 14). Ainsi la réflexivité permet à l'acteur de mieux appréhender ses propres actions et d'être en mesure de mieux percevoir les impacts de ces dernières sur l'organisation collective.

Schéma 1. Illustration de la démarche réflexive – Source : inspiré de D. Kolb (1984) et S. Schön (1983)

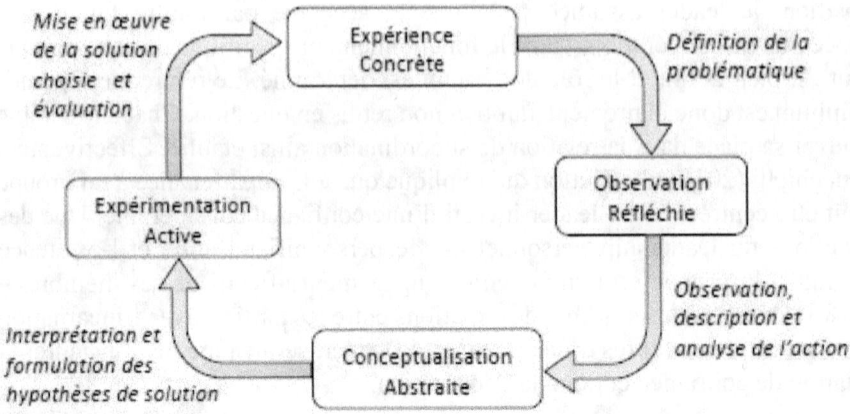

Pour Araujo-Oliveira et al. (2018), la pratique réflexive favoriserait « une distance critique sur le contexte et les enjeux, une possibilité d'objectiver son agir professionnel pour lui réinjecter du sens, mais aussi pour pouvoir prendre position » (p. 43). L'équipe managériale pourrait ainsi, au travers de cette pratique, donner du sens à l'action collective pour mieux l'appréhender et ainsi favoriser une coopération effective. De même, cette réflexivité pourrait permettre à chaque cadre de santé de mieux appréhender son positionnement et son rôle au sein de l'équipe managériale et d'en percevoir tous les enjeux.

Une démarche d'analyse des pratiques professionnelles serait donc un outil permettant d'orienter les acteurs vers cette réflexivité souhaitée.

6.1. Les cadres de l'équipe managériale, acteurs du processus

L'analyse des pratiques professionnelles devra donc mettre en présence l'ensemble des acteurs de l'équipe managériale et visera à étudier des pratiques professionnelles qui lui sont spécifiques. Il s'agira alors d'analyser une situation managériale vécue comme critique par les acteurs pour en comprendre le déroulement et être en mesure de proposer des stratégies d'amélioration en équipe.

Leclerc et al. (2010) définissent un incident critique comme « un évènement qui peut sembler anodin, de prime abord, mais qui s'avère marquant pour le sujet et pour les personnes avec lesquelles ce sujet interagit dans son espace professionnel ; cet évènement, inscrit généralement dans une situation délicate, est perçu comme pouvant changer le cours des choses » (p. 46). C'est donc la perception qu'ont les acteurs de la situation qui définit sa criticité. La pratique managériale analysée devra donc être déterminée par les managers eux-mêmes et vis-à-vis de l'impact ressenti sur leur fonctionnement propre.

Pour autant, comme l'explicite Lwamba (2017), « revenir sur son action passée et penser son agir oblige souvent les professionnels à rendre publiques des expériences difficiles, douloureuses et parfois très personnelles. C'est pourquoi nous pensons qu'un accompagnement, une aide à l'explicitation nécessite l'intervention d'un animateur qui aura la fonction de tiers médiateur réflexif » (p. 42). Ainsi, cette analyse de pratique devra nécessairement être accompagnée d'un « tiers médiateur » permettant la régulation des échanges afin que ces derniers puissent être productifs mais aussi en assurant le respect mutuel des acteurs ainsi que la totale confidentialité des propos tenus. Le tiers médiateur devra avoir une expertise en pratiques managériales mais également en techniques d'écoute et de reformulation. La mobilisation d'un cadre supérieur déjà en poste sur l'établissement, n'ayant aucun lien hiérarchique avec les participants et formé à cette démarche, permettrait de minimiser les coûts de l'action de formation proposée et ainsi de la rendre plus accessible pour la proposer à un maximum d'équipes managériales en activité.

6.2. Objectifs de l'analyse des pratiques

Les objectifs principaux de la démarche sont donc les suivants et seront exposés clairement à l'ensemble des participants pour que ces derniers puissent comprendre les intérêts individuels et collectifs de leur implication.

- Déterminer, en équipe, les améliorations à apporter au référentiel opératif commun pour prévenir la réitération des situations critiques. En effet, ce dernier est établi à la mise en place de l'équipe managériale mais est rarement réévalué et adapté aux évolutions du contexte de travail (changements de procédures, de personnels, évolutions de service ou d'établissement, etc.).
- Favoriser les échanges et la libre expression au sein de l'équipe managériale pour renforcer le lien de confiance entre les membres. En effet, nous avons constaté que les équipes managériales ne consacrent pas, de façon systématique, du temps pour échanger sur les pratiques et les ressentis vis-à-vis de celles-ci.
- Donner du sens au travail en équipe dans le management. En effet, plusieurs cadres ont évoqué, lors des entretiens, l'ensemble des bénéfices apportés par une équipe managériale pour laquelle le processus de coopération est abouti. Il est important que les acteurs puissent appréhender cette plus-value. De même, la construction d'un référentiel opératif commun pourrait permettre de créer une relation de confiance entre les acteurs.

Des objectifs plus spécifiques pourront être établis en prenant en compte les situations particulières de chaque équipe managériale. Ils pourront prendre en compte la maturité de l'équipe, mais également les attentes des acteurs ou celles de l'institution par exemple.

6.3. Moyens de l'analyse des pratiques

Il sera demandé aux participants de réfléchir en amont de l'analyse des pratiques à une ou plusieurs situations qu'ils ont vécues comme critiques et qu'ils souhaiteraient pouvoir aborder. En cas de situations de tensions importantes au sein de l'équipe, il pourra être proposé d'analyser une situation positive afin de ne pas renforcer les sensations déjà négatives des acteurs.

La situation devra être suffisamment récente pour que les différents intervenants puissent avoir un souvenir précis de leur positionnement au sein de celle-ci mais également de leur ressenti propre.

Un temps de rencontre sera ensuite dédié à l'analyse de la situation professionnelle durant laquelle les managers seront totalement extraits de leur quotidien professionnel. Ce temps sera donc déterminé avec les acteurs en fonction des possibilités qu'ils ont de s'extraire ensemble de leur service (temps minimum d'une heure nécessaire à une analyse effective).

Cette rencontre devra avoir lieu dans un endroit calme, en dehors de tout passage impromptu qui pourrait perturber la fluidité des échanges. Elle devra respecter plusieurs principes indispensables à la réussite de sa mise en œuvre.

- La libre adhésion et l'implication des acteurs. Pour que le discours puisse être productif, il est nécessaire que chacun puisse échanger librement et puisse percevoir l'intérêt du dispositif.
- Le respect mutuel et la confidentialité. L'analyse de pratiques aborde des situations qui touchent parfois à l'émotionnel et chacun doit pouvoir être certain de la non-diffusion des propos tenus.
- La co-construction. L'analyse et les actions proposées doivent l'être de façon collective pour avoir du sens et favoriser le processus de coopération.

6.4. Déroulement d'une séance d'analyse

Chaque séance se déroulera en quatre grandes étapes.

- Le choix de la situation. Les participants auront préalablement réfléchi individuellement ou collectivement à une situation vécue par un ou plusieurs acteurs comme problématique au sein de l'équipe managériale. Le groupe déterminera alors à ce stade une situation qu'il souhaite traiter lors de la séance. Le choix fera donc l'objet d'un consensus entre les participants et le tiers médiateur.
- La description précise de la situation. L'un des participants décrira la situation telle qu'il l'a vécue en y apportant le maximum d'éléments nécessaires à sa compréhension par l'ensemble du groupe. Chaque participant pourra compléter l'exposé mais devra également expliciter son vécu propre de la situation pour amener à une visualisation véritablement globale de la problématique.
- La problématisation. Il s'agit à cette étape, d'analyser l'ensemble des processus ayant abouti à la situation problématique.
- La formalisation des savoirs extraits de l'analyse et la co-construction des améliorations à apporter au référentiel opératif commun.

La séance pourra être enregistrée et faire l'objet d'un compte rendu ou relevé de décisions afin que les acteurs puissent se l'approprier pleinement. Les séances pourront être répétées à une fréquence qui sera déterminée par les besoins spécifiques ainsi que la maturité de l'équipe et sera proposée par le tiers médiateur.

6.5. *Évaluation du dispositif*

L'évaluation de l'ingénierie de formation visera à mesurer l'écart entre les objectifs et les résultats réels de ce dispositif en termes d'amélioration de la coopération au sein de l'équipe managériale.

Si aucune évaluation quantitative ne peut aboutir à la mesure de cet écart, il est en revanche possible d'évaluer le niveau de satisfaction des participants mais également de la hiérarchie considérant l'impact du dispositif sur la cohésion de l'équipe managériale.

L'évaluation de la satisfaction des participants peut être réalisée en deux temps.

- Immédiatement en fin de séance, elle vise à recueillir les réactions « à chaud » des participants. Cette évaluation portera notamment sur le déroulé de la séance mais également sur la qualité des échanges et des axes d'améliorations proposés. Elle permettra au tiers médiateur de mieux se situer dans le processus et de réajuster ses interventions pour les séances à venir.
- À distance des séances, elle permet d'évaluer la faisabilité de mise en œuvre des modifications du référentiel opératif commun et mesurer les impacts de ces dernières sur la coopération au sein de l'équipe.

Une évaluation de l'impact du dispositif pourra également être proposée au cadre de pôle ayant la responsabilité de l'équipe managériale participante afin de mesurer sa perception des améliorations apportées au fonctionnement coopératif. Tout au long du processus d'ingénierie de formation, il sera nécessaire de rester à l'écoute des besoins spécifiques des acteurs et de pouvoir proposer les adaptations nécessaires pour y répondre.

6.6. *L'ingénierie dans un contexte professionnel*

Pour conclure cette proposition d'ingénierie, si la pratique réflexive est aujourd'hui complètement intégrée dans la formation des infirmiers depuis la réforme de cette dernière en date du 31 juillet 2009[5], c'est une pratique beaucoup moins intégrée au quotidien soignant. Pourtant, cette pratique montre de réels bénéfices dans le processus de professionnalisation.

---

[5] Cf. Loi 2009-879 du 21 juillet 2009 portant réforme de l'hôpital et relative aux patients, à la santé et aux territoires, et Arrêté du 31 juillet 2009 relatif au diplôme d'État d'infirmier (version consolidée au 09 janvier 2020).

Les analyses de pratiques professionnelles s'inscrivent d'ailleurs parfaitement dans cette démarche et permettent de donner un véritable sens aux actions avec pour objectif un accroissement des compétences favorable à l'amélioration des pratiques.

Si, pour les cadres de santé, cette pratique peut être un outil intéressant pour une montée en compétence des équipes soignantes, elle pourrait également avoir un intérêt au sein même de l'équipe managériale.

En effet, en favorisant les échanges autour de difficultés communes, les analyses de pratiques pourraient permettre de développer le lien de confiance entre les membres de l'équipe managériale et ainsi renforcer l'action coopérative. Elles seraient un moyen privilégié d'adaptation du référentiel opératif commun durant toute l'évolution de l'équipe managériale.

L'action coopérative étant un atout majeur pour préserver la qualité et la sécurité des soins apportés aux patients, il pourrait également être intéressant de généraliser les analyses de pratiques professionnelles à l'ensemble des acteurs des établissements de soins. En effet, les prises en charge pluridisciplinaires de patients nécessitent une véritable cohésion des équipes pour aboutir à un travail collaboratif de qualité. Ainsi, la réflexivité s'impose comme une véritable nécessité au service des patients et la favoriser pourrait être un support pour l'amélioration d'un « travailler ensemble » indispensable.

7. Conclusion

Si le collectif est une notion souvent abordée pour étudier les processus de travail dans le milieu de la santé, c'est un concept beaucoup moins évoqué d'un point de vue managérial. En effet, il n'est que peu étudié lorsque celui-ci concerne les cadres de santé eux-mêmes, dans leur manière de coopérer pour élaborer des règles de fonctionnement afin de structurer une action commune.

Si le cadre de santé se doit de promouvoir le collectif au sein des équipes de soins, il est nécessaire de se questionner sur le rôle qui lui incombe dans le processus lorsqu'il intègre, lui-même, une équipe.

Tout au long de cette recherche, nous avons donc fait évoluer notre réflexion autour d'une thématique spécifique et emprunte de sens vis-à-vis de nos expériences professionnelles antérieures : l'équipe managériale.

Nous avons pu comprendre, au travers d'un cadre théorique fondé principalement sur l'ergonomie et la sociologie de travail, que la construction de ce type d'équipe ne peut pas se restreindre à une simple adjonction de membres à qui l'on fixerait des objectifs communs. En effet, le processus de coopération nécessaire au fonctionnement d'une équipe est complexe. Il implique la prise en compte de facteurs multiples et spécifiques et notamment celui de confiance, confrontée à des enjeux de pouvoir incontournables.

De plus, si l'élaboration d'un référentiel commun est un incontournable à la mise en œuvre de l'équipe managériale, il s'avère qu'il est aussi le fil conducteur de la coopération dans la durée et qu'il ne peut pas être fondé sur des acquis mais doit évoluer en permanence avec les acteurs, les situations et leurs contextes. Il régule ainsi les enjeux de pouvoir au profit de la construction d'un lien de confiance entre les acteurs.

Ainsi, ce travail de recherche nous a permis d'aboutir à une proposition d'ingénierie de formation ayant pour but de faire évoluer les pratiques managériales des cadres exerçant en équipe.

Ayant proposé cette ingénierie à une équipe managériale en place au sein de notre établissement, nous avons eu des retours des effets bénéfiques de cette dernière sur le processus de coopération. En revanche, la fréquence de mise en œuvre des analyses de pratiques se confronte rapidement aux impératifs de temps restreints liés à la fonction cadre. De même, la présence d'un tiers médiateur n'est pas toujours possible et peut être limitante si on la considère comme indispensable. Il est tout de même à retenir que la formalisation de temps d'échange au sein des équipes managériales reste un facteur essentiel au processus coopératif au sein de celle-ci.

Force est donc de constater que la régulation au sein d'une équipe managériale est un processus chronophage et donc difficilement conciliable avec la nécessité d'efficience de nos institutions. La question de la hiérarchisation au sein des équipes managériales prend alors tout son sens et l'on peut se demander si elle ne serait pas une structuration à étudier pour la constitution des futures équipes managériales.

Comprendre les enjeux sous-jacents au travail en équipe peut ouvrir des pistes de réflexion permettant au cadre de santé de favoriser la coopération au service de la qualité et sécurité des soins apportés au patient. La compréhension des processus de travail favorise un positionnement juste et approprié du cadre de santé favorable à l'amélioration des pratiques professionnelles.

CHAPITRE 3

LA DÉLÉGATION DE TÂCHES EN MANAGEMENT : UN PROCESSUS VERS L'AUTONOMIE ET LA RESPONSABILISATION

Laëtitia PIETRAS

Les institutions hospitalières sont confrontées aux changements incessants, aux réformes multiples et variées ainsi qu'aux évolutions constantes des progrès médicaux. Cela induit des répercussions à tous les niveaux et entraine des modifications tant structurelles qu'organisationnelles. Le secteur hospitalier se montre soucieux d'une réadaptation constante de ses pratiques tout en se faisant le garant de la qualité et de la continuité des soins aux patients. Cependant, la question de la santé est aujourd'hui parmi les préoccupations les plus difficiles à définir. Il s'agit à la fois d'un concept existentiel et scientifique dont le sens est éclairé par les sciences biologiques, psychologiques et sociales et qui est changeant dans l'espace et dans le temps.

Ainsi, dans ce système en constante mutation, il semble essentiel de moderniser le pilotage de l'hôpital et, en ce sens, ce sont bel et bien les cadres de santé qui se trouvent en première ligne de ce changement. Étant des intermédiaires entre la direction générale et les équipes soignantes, et se situant à l'interface de nouvelles demandes, ces cadres ne peuvent pas tout gérer seuls. C'est pourquoi aujourd'hui, ils sollicitent et impliquent davantage leurs collaborateurs en leur déléguant une partie de leur travail. Ayant vécu ce type de situation en tant que « délégataire », nous nous sommes questionnés sur cette pratique managériale qui tend à être utilisée de plus en plus dans le secteur du soin, et nous avons cherché à comprendre la façon dont les cadres de santé l'exercent au quotidien. Comment ces cadres délèguent-ils ? Que signifie réellement « déléguer » ? Quelles différences avec le glissement de tâches ? C'est donc au regard de ces divers questionnements que nous avons entrepris notre démarche de recherche sur cette thématique qui constitue pour nous « *un sujet idéal [...], clair et motivant* » (Kaufmann, 1996, p. 33).

Des travaux scientifiques et des témoignages de professionnels nous ont permis de comprendre qu'il s'agissait avant tout d'une collaboration entre le délégant et le délégataire, qui offre la possibilité à ce dernier de gagner en autonomie. Cependant, en quoi la délégation de tâches du cadre de santé induit-elle également une responsabilisation de l'infirmière dans un service de soins ? C'est au regard de ce questionnement que nous avons orienté notre travail de recherche pour pouvoir mettre en évidence les limites de la « délégation », mais aussi les apprentissages réalisés à cette occasion et qui nous servent aujourd'hui dans notre profession de cadre de santé.

1. L'émergence d'un questionnement, prémices de notre sujet de recherche

Dès notre recrutement, nous avons participé à l'ouverture d'une Maison d'Accueil Spécialisé. Cet établissement, qui est composé d'une importante équipe pluridisciplinaire ayant pour but de prendre en charge des personnes en situation de handicap moteur lourd, constituait pour nous un vrai *challenge* en tant que jeune diplômée. Tout était à penser, à entreprendre et, en référence à Feyerabend (1979) qui dit à juste titre que « tout peut se faire dans la construction » (p. 205), cela nous a permis de développer notre sens de l'organisation et de l'autonomie, de nous responsabiliser davantage par rapport aux tâches qui nous incombaient (organisation de l'infirmerie, constitution des dossiers, accueil des premiers résidents). Nous sommes passée au fur et à mesure des années de la posture de jeune infirmière à celle de « chef d'équipe », sans néanmoins occuper un poste de faisant fonction ou d'infirmière référente. En conséquence, nous éprouvions parfois des difficultés liées à la construction de notre identité professionnelle et à la place que nous occupions véritablement dans cette équipe.

Comment faire entendre nos décisions ? Comment faire accepter à l'équipe notre posture d'infirmière « multi tâches » sans la reconnaissance institutionnelle des missions confiées ? Pourtant, malgré les difficultés que nous pouvions rencontrer, la cadre de santé continuait à nous déléguer des tâches, telles que la modification des plannings plusieurs fois par mois ou encore, ponctuellement, l'élaboration de protocoles. Cela pouvait créer certaines tensions, voire des incompréhensions des soignants vis-à-vis de nos missions transversales, et il nous était parfois difficile de porter sur les épaules le poids de cette responsabilité « imposée ».

L'analyse des tâches confiées nous a permis de constater que certaines d'entre elles ne faisaient pas partie du référentiel d'activités de l'infirmière. De plus, il était rare que cette délégation soit actée au préalable. Si l'on se réfère à la reconnaissance au sens de Jorro et Houot (2013) qui suppose une « valeur de l'engagement consenti par le professionnel dans sa participation à l'activité de travail et à son organisation, celle qui prend en compte les divers coûts, physiologiques, psychologiques engendrés par l'exercice de l'activité » (p. 254), étions-nous reconnues au travers de ces missions que l'on nous déléguait ? Les arguments relatifs à la confiance et à l'ancienneté que la cadre employait à maintes reprises afin de justifier ses choix, constituaient-elles des raisons suffisantes pour se voir contrainte d'assumer seule un stress et une charge mentale supplémentaire quotidiennement ?

Cela correspond à la « barbarie douce » décrite par Le Goff (2003), où « les individus se trouvent […] incités à faire preuve d'autonomie et de responsabilité », et se doivent d'être « motivés », « réactifs » et « participatifs » (p. 7-9). Ces nouvelles exigences génèrent de la souffrance au travail et se manifestent sous différentes formes. Pour pouvoir endurer la souffrance sans perdre la raison, l'individu se protège (Dejours, 1998). Pour cet auteur, ce serait donc l'organisation du travail, même si elle ne peut être considérée comme seule source de maladie mentale, qui influencerait grandement notre façon d'être, et le seul fait de diminuer les contraintes organisationnelles suffirait à faire disparaitre « toute expression visible de la souffrance ».

Mais si la souffrance au travail ne fait pas « craquer » les salariés, ceux-ci tentent alors de s'en accommoder en développant « des mécanismes de défense individuelle » (Dejours, 1998) tels que l'alcoolisme, la violence, la dépression, voire le suicide lorsque ces portes de sortie ne parviennent pas à « soulager » ladite souffrance. Parfois, cela mène à une forme de résignation, voire à un transfert de ce processus à d'autres personnes et ils se mettent à faire souffrir à leur tour. La seule solution qui permettrait d'amoindrir cette souffrance au travail serait évidemment l'amélioration des conditions de travail, en insistant davantage sur la dimension humaine.

En ce sens, la coopération, la confiance et la reconnaissance dans le milieu professionnel seraient des éléments inhérents à cette amélioration, puisqu'elles mèneraient à une volonté de travailler ensemble dans le but de surmonter collectivement les contradictions naissantes que l'organisation du travail impose. Aussi, puisque « le travail peut être favorable à l'équilibre mental, à la santé du corps et peut même conférer à l'organisme une résistance accrue à la fatigue et à certaines maladies » (Dejours, 1998), il suffirait que les exigences organisationnelles soient en adéquation avec les besoins et les capacités du travailleur, de sorte que le travail puisse être considéré comme une source de plaisir même là où on l'attend le moins.

Or, le stress et le mal-être au travail sont aujourd'hui une réalité qui prend de plus en plus d'ampleur en France. La dégradation des conditions de travail semble se généraliser dans divers secteurs et à diverses catégories socioprofessionnelles, et se reflète également dans le milieu hospitalier.

Dans ce contexte, on attribue aux cadres de santé des tâches discrétionnaires (Maggi, 1996) et ils « disposent d'autonomie, d'initiative et de responsabilités dont le degré varie selon leur position hiérarchique dans la structure et le niveau de délégation » (Amistani et al., 2015, p. 66). Cette liberté dans l'organisation du travail des autres s'opère dans un cadre de référence institutionnel, juridique et organisationnel très mouvant, ce qui fait que ces professionnels sont en proie à une grande complexité dans leur travail. Alors pour se protéger, alléger leur charge de travail et pouvoir se concentrer sur certains aspects de leur fonction, certains cadres optent pour le management par délégation.

Dans ce genre de situation, on peut se demander vers qui le cadre de santé se dirige pour déléguer certaines de ses tâches. Qu'est-ce qui concrètement influence son choix ? L'expérience ou l'ancienneté de l'infirmier sont-elles des critères au même titre que la confiance ? Quelles sont les limites de cette autonomie laissée à travers cette délégation ? Est-ce un outil managérial pour faire valoir les compétences du professionnel concerné ou plutôt une alternative à une surcharge de travail trop lourde pour le cadre ? Enfin, quelles différences fait-on entre le glissement de tâches et la délégation ?

2. Délégation ou glissement de tâches, quelles différences ?

Les termes de délégation et glissement des tâches sont souvent utilisés à tort dans le langage commun pour remplacer le terme d'« exercice illégal » de la fonction. De nombreuses publications professionnelles cantonnent la délégation au titre des bonnes pratiques. En revanche, dans le cadre d'une profession règlementée et juridiquement protégée comme dans le domaine de la santé, le fait qu'un aide-soignant ou qu'un infirmier travaille en dehors de son cadre de compétences défini par la loi le bascule directement dans l'illégalité, et cela peut entrainer des sanctions pénales lourdes.

Selon Surbled (2011), « le manque de personnel ou encore l'envie d'aider » sont souvent mis en exergue pour expliquer ces dépassements de compétences. Les établissements attribuant aux agents des missions et des tâches ne relevant pas de leurs compétences s'exposent donc à des sanctions pénales et financières importantes. Selon les circonstances, la responsabilité et donc les torts pourraient être partagés avec d'autres membres du personnel et de la hiérarchie. À l'hôpital, aucun soignant n'est censé ignorer les limites de son champ de compétences et ne peut s'autoriser à aller au-delà des textes règlementaires, même sur ordre ou pression de sa hiérarchie. Pourtant dans le public comme dans le privé, à l'hôpital comme en EHPAD[6], beaucoup d'établissements de santé manquent de personnel soignant qualifié. Cette situation engendre à la fois de la surcharge de travail, un épuisement professionnel, et chemine progressivement vers de la délégation de tâches.

Pour comprendre ce phénomène, nous nous référons aux travaux de Mintzberg (2006) sur la gestion des décisions dans une entreprise où il qualifie ce type de distribution de l'autorité de « décentralisation verticale du pouvoir de décision » (p. 173). Ainsi en entreprise, le directeur général ne peut pas tout gérer seul, de ce fait, il délègue à l'un de ses collaborateurs une partie de son

---

[6] Établissement Hospitalier pour Personnes Âgées Dépendantes.

pouvoir, c'est ce que l'on appelle la délégation de pouvoir. Il y a délégation de pouvoir « lorsque le titulaire d'un mandat se dessaisit d'une partie de ses pouvoirs au profit d'une personne, d'un groupe ou d'une institution » (Miramon, 2009, p. 152). À son tour, ce dernier délègue une part de son autorité à ses collaborateurs qui sont ses N-1, et ainsi de suite. Ce type de coordination au travail est spécifique à la bureaucratie mécaniste et correspond à une organisation pyramidale. Dans un contexte de pénurie de main-d'œuvre à tous les niveaux dans le secteur du soin, il est courant désormais qu'une infirmière puisse se voire allouer de la part de son cadre, son N+1, une part de responsabilité qui lui permet d'organiser et de coordonner le travail d'autres soignants (infirmières, aides-soignantes) dans son champ de compétence déléguée.

Mais la délégation ne s'improvise pas et le collaborateur doit comprendre qu'il agit à la place de sa hiérarchie. En procédant donc à une délégation partielle de ses pouvoirs, le chef d'entreprise réduit également sa responsabilité à la fois civile et pénale vis-à-vis de ses salariés ; c'est le délégataire qui endossera alors d'éventuelles sanctions.

Selon Noyé (2005), il faut partir du principe qu'il n'y a pas de « délégations générales mais des délégations particulières ». En ce sens, il est nécessaire « d'établir un contrat de délégation » qui va permettre de poser le cadre de la mission avec notamment quatre points clés à respecter, qui sont « le périmètre de la délégation […], le degré d'autonomie […], les moyens à la disposition du délégataire […] et le mode d'accompagnement et les points de contrôle […] » (p. 22).

Il est donc important de relever que pour être bien menée, cette délégation ne doit pas porter sur l'ensemble des pouvoirs du délégant, avoir un minimum de durée et de stabilité. Enfin, celle-ci doit être suivie pour pouvoir ainsi se tenir informé de l'avancement de la mission ou encore, pour prodiguer des encouragements vers la suite du projet. Dans ce contexte, la délégation de tâches peut alors s'avérer être un outil de valorisation, de performance et de reconnaissance des capacités de celui qui la reçoit. Elle permet également d'adopter une posture réflexive afin de s'inscrire dans une dynamique de progression et d'évolution professionnelle. Mais déléguer n'est pas se décharger d'une tâche parce qu'on n'en a pas le temps ni l'envie.

Légalement, la délégation doit être actée, formalisée, préparée et acceptée par le délégataire, tandis que le glissement de tâches relève souvent de l'informel.

3. La délégation de tâches chez les cadres de santé, une réalité quotidienne

Selon un rapport de l'IGAS[7] (2010), la mise en œuvre des réformes dans les établissements sanitaires, sociaux et médico-sociaux, demande une grande capacité à gérer et à s'adapter aux changements qu'elles induisent. L'ordonnance du 2 mai 2005 et la loi Hôpital, patients, santé et territoires (HPST) de 2009 posent ainsi les principes fondamentaux de la nouvelle gouvernance avec la création de pôles d'activité, de nouvelles entités managériales, de positionnement de chefs de pôle issus du corps médical, de déclinaison des délégations de signature et d'une responsabilisation naissante des acteurs du soin par l'élaboration de contrats de pôle.

De la direction générale jusqu'aux cadres de proximité, le changement concerne tous les établissements qui doivent s'adapter à ces nouvelles organisations. Les responsables hospitaliers voient leur positionnement évoluer au même titre que les lignes hiérarchiques et que les modes de collaboration.

Si des changements importants ont eu lieu en matière de pilotage médico-économique et de dialogue de gestion, l'hôpital public se situe aujourd'hui à un carrefour de son développement. Sous la pression de contraintes environnementales fortes (politiques, règlementaires, économiques et sociétales), de nouveaux modes de management sont peu à peu mis en œuvre : délégation et/ou déconcentration des décisions, nouveau rôle du cadre paramédical, du cadre administratif et bien sûr, nouveau rôle du directeur des soins.

C'est dans cette complexité du système que, au travers de leur position, les cadres supérieurs de santé, bien que relais indispensables entre les équipes et le directeur de soins, tendent de plus en plus à ne posséder qu'une vue d'ensemble sur l'hôpital. Ils ne disposent plus d'assez de temps pour être au plus près des équipes et des patients, et doivent donc s'assurer de l'implication des cadres de proximité et de manière générale des professionnels. Un nouveau paradigme hospitalier est donc posé : rationaliser la gouvernance hospitalière afin d'accroitre la compétitivité et l'efficience des hôpitaux dans un environnement concurrentiel pour satisfaire une demande de soins en constante évolution, tant en qualité qu'en volume.

Ainsi, chacun délègue à ses collaborateurs la gestion de certaines missions afin de pouvoir se centrer sur d'autres qui demandent une implication plus importante. Cela crée ce qu'on peut appeler une « chaine de la délégation »

---

[7] Rapport de l'IGAS concernant le bilan de l'organisation en pôles d'activités et des délégations de gestion mise en place dans les établissements de santé, mai 2010 (disponible sur www.igas.gouv.fr).

puisque nous nous retrouvons dans une configuration où un directeur (général, de soin) ne peut faire autrement que déléguer au cadre supérieur qui délègue au cadre de santé de proximité, qui lui-même délègue à une partie de son équipe soignante. Étant donné que c'est cette délégation du cadre de santé envers l'infirmière qui constitue l'objet de recherche de notre travail, intéressons-nous désormais à ce duo collaboratif.

Suite à ces évolutions, de nouveaux styles managériaux davantage participatifs et délégatifs émergent et requièrent une implication beaucoup plus importante dans les projets, une responsabilité toujours plus croissante (organisation de la mutualisation des moyens et des personnels entre services) et une posture réflexive que les infirmiers se doivent d'entretenir et développer et qui leur permettent un nouvel essor dans leur fonction. En ce sens, « *exit* » le cadre de santé qui pouvait être perçu par son équipe comme étant un « donneur d'ordres » ; désormais il « ne peut plus être utilisé comme un simple exécutant de la politique élaborée en haut » (Amistani et al., 2015, p. 84). On attend de lui à présent qu'il se positionne en tant que référent professionnel, une sorte d'expert qui allie son savoir *de* la pratique avec son savoir *sur* la pratique.

Ainsi, ce métier de cadre de santé nécessite désormais davantage de compétences managériales telles que l'animation d'équipe et la communication ainsi qu'une certaine expertise dans le domaine du soin et dans la connaissance des procédures et protocoles de soins. Cette « intelligence pratique » qui repose sur l'expérience et la maturité ne peut donc se détacher de cette profession.

En France, la délégation avait plutôt mauvaise presse, puisque pour le délégant cela signifiait céder son pouvoir et que le délégataire y voyait « un surcroît de travail sans valeur ajoutée, voire sans intérêt, une contrainte » (Rodach, 2009). Or nous l'avons vu précédemment, désormais chacun délègue en fonction de son domaine de compétences, des missions qui lui sont normalement imparties afin de se consacrer à d'autres tâches. Les cadres qui font tout eux-mêmes peuvent se trouver aujourd'hui débordés par l'ampleur du travail puisqu'en effet ils se doivent malgré tout d'être « engagés et créatifs, alignés et preneurs d'initiative, [amenés à] garantir les processus et prendre des risques, [être] agiles et rigoureux » (Lamrani, 2014). Conserver la totalité des actions à mener à bien, monopoliser le pouvoir au sein de l'équipe, c'est occulter le vrai rôle de manager d'aujourd'hui. Mais attention, la délégation ne s'improvise pas, au risque de voir cet outil managérial s'apparenter à ce que Cherrington (1996) nomme le sale boulot ou « *dirty-work* ». La réalité est qu'aujourd'hui rien n'est notifié au sujet des cadres de santé qui pratiquent la délégation envers les infirmières, ce qui n'est pas le cas dans d'autres secteurs tel que celui de l'éducation nationale par exemple. Ce phénomène, pourtant d'actualité, semble mis sous silence et est souvent banalisé par les professionnels de terrain, qui ne mesurent l'importance des répercussions que lorsqu'un problème survient.

4. Une enquête qualitative

Afin de comprendre comment les professionnels travaillent ensemble et comment est abordée cette collaboration, nous avons réalisé des entretiens sur leur pratique. Cela nous permettait d'être au plus près de « l'expérience vécue par les acteurs en situation et sur la perception qu'ils ont de cette expérience » (Mucchielli, 2004, p. 93).

Si l'exploration constitue « une des phases les plus agréables d'une recherche : celle de la découverte, des idées qui jaillissent » (Van Campenhoudt et Quivy, 2006, p. 61), selon Kaufmann (1996) « Il n'existe pas une méthode unique de l'entretien mais plusieurs, si différentes entre elles que les instruments qu'elles proposent ont des définitions contradictoires » (p. 8). Ainsi, nous avons fait le choix de mener notre enquête par le biais des entretiens compréhensifs que l'auteur définit comme étant « la fabrication de la théorie à partir des faits » (Kaufmann, 1996, p. 8).

Le choix des personnes interrogées s'est orienté vers des professionnels des secteurs paramédicaux : deux cadres supérieurs de santé exerçant sur plusieurs services ou pôles, trois cadres de proximité, et trois infirmiers.

Afin de rendre compte de la façon dont cela se déroule hors du champ hospitalier, nous avons interrogé également trois professionnels dans d'autres secteurs d'activité :

- une adjointe gestionnaire au sein de deux collèges distincts de l'Éducation Nationale qui reçoit de la délégation de la part des directeurs de chaque collège ;
- un responsable d'équipe dans une entreprise de métallurgie, qui manage une équipe d'environ 14 salariés ;
- un chef d'entreprise qui possède quatre établissements de matériaux de construction comptant une vingtaine de salariés chacun et qui mobilise un management à distance tout en se rendant disponible pour ses équipes.

Au total, douze entretiens ont été menés en mobilisant deux guides différents (étant donné que les fonctions des personnes interrogées ne sont pas les mêmes).

L'analyse qualitative de leur contenu (Bardin, 2007) nous a permis d'établir des points de convergence et/ou de divergence sur la collaboration et de faire émerger d'autres concepts, tels que la responsabilité, l'autonomie et la confiance.

5. La collaboration au cœur de la délégation

La collaboration est un terme redondant chez les soignants puisque c'est ainsi que chacun définit sa pratique quotidienne. En outre, la collaboration interprofessionnelle semble aujourd'hui reconnue comme essentielle pour répondre aux besoins de plus en plus complexes des patients et leur offrir des soins de santé efficaces, sûrs et de qualité. La coordination et la continuité des soins, de même que la transmission d'informations entre professionnels impliqués (médecins, soignants, assistants sociaux, etc.) sont les éléments clés de cette approche et représentent un véritable enjeu pour nos pratiques professionnelles hospitalières.

Cette pratique collaborative est considérée par certains interviewés comme une « *aide* », « *un partenariat, un partage des tâches* ». Comme le souligne une des cadres de santé, les « *missions transversales* » déléguées aux infirmières telles que la « *gestion des plannings* » permettent à ces dernières de gagner en autonomie et en légitimité. Le plus important pour ces professionnels est de « *travailler dans le même sens* ». Cela réfère à ce que Grangeat, Rogalski, Lima et Gray (2009) définissent comme étant une collaboration, dans le sens où « les acteurs partagent la même tâche prescrite [...]. Sous cette modalité, les professionnels sont amenés à se coordonner, à mettre en cohérence leurs actions et leurs conceptualisations » (p. 151-168). Ainsi, bien menée, la collaboration interprofessionnelle permet une satisfaction mutuelle et une coopération entre différents acteurs.

5.1. La confiance, un élément essentiel pour collaborer

Selon les professionnels interrogés, la relation de confiance est importante pour envisager une collaboration efficace surtout si celle-ci prend la forme de la délégation. Comme le précise l'un des cadres de santé, une des conditions pour qu'il « *forme et qu'il délègue des tâches, c'est qu'[il] a confiance en la personne* ». La confiance semble donc être considérée comme un élément indispensable pour pouvoir déléguer une partie de son travail. Néanmoins, comment un cadre de santé peut-il renforcer autrement les liens de confiance avec son équipe ?

Une présence et une écoute active envers les agents de son service pourraient prouver l'importance que le cadre montre à son équipe. Montrer de l'intérêt à ce que les soignants disent, entendre leurs difficultés, les accompagner, et faire preuve de réassurance peuvent sans doute permettre de cheminer ensemble vers l'objectif qu'ils se sont fixé au départ. Cependant, il ne faut pas ignorer la question de la nature des tâches déléguées. En effet, les enquêtés disent que « *l'objectif n'est pas de filer le sale boulot aux autres [...] il faut que le salarié y trouve son compte, qu'il y trouve une certaine forme d'épanouissement* », il faut donc prendre en compte les compétences de chacun, et faire en sorte que cela soit vu comme un essor professionnel et, surtout, une reconnaissance du travail réalisé. C'est en cela que la confiance s'instaurera entre un manager et son équipe. Par là même, être confiant en ses collaborateurs permet, selon un professionnel interrogé, « *de les responsabiliser et d'acquérir des compétences puis une certaine expérience pour évoluer professionnellement* » (responsable d'équipe). Et c'est en ce sens que l'on peut considérer que la confiance est une dimension inhérente à la responsabilisation et à l'autonomisation d'autrui.

La confiance peut s'exercer sous différentes formes, que ce soit la confiance concernant les compétences de celui à qui l'on délègue des tâches, à la confiance ressentie par le délégataire du fait de remplir les objectifs fixés. Ainsi, un cadre de santé interrogé soulignait que la confiance qu'il avait eue en sa collaboratrice-infirmière avait permis à celle-ci de prendre confiance en elle, en ses capacités, de « *s'affirmer* » et de s'inscrire dans une dynamique « *de formation* » pour devenir infirmière coordinatrice. En retour, cette infirmière coordinatrice confirme que ce cadre était « *la seule personne en qui [elle] a vraiment confiance à 100 %* ». Ainsi, cette coopération ne peut s'établir sans une réciprocité des acteurs et une évaluation partagée des possibles.

Selon Marzano (2008), la confiance englobe toujours une part d'ignorance et d'incertitude. C'est en pleine conscience que nous acceptons de prendre le risque d'être trahis ou déçus, par quelqu'un qui finalement ne méritait pas notre confiance. La confiance implique « toujours le risque que le dépositaire de notre confiance ne soit pas à la hauteur de nos attentes ou, pire encore, qu'il trahisse délibérément la confiance que nous lui faisons » (p. 54).

Au regard des entretiens menés, la confiance est un élément important pour le travail collectif. C'est en partant d'elle que le cadre de santé, le chef d'équipe ou encore le supérieur hiérarchique délègue certaines tâches à l'un de ses collaborateurs. Cette confiance est une forme de reconnaissance symbolique de l'autre, de ses compétences, permettant donc de cheminer vers de l'autonomie.

5.2. L'autonomie, un processus responsabilisant

Si pour Warchol (2012), « il ne peut y avoir d'autonomie sans responsabilité » (p. 87-89), pour l'ensemble des professionnels interrogés, la délégation, que ce soit du point de vue de celui qui délègue ou de celui qui la reçoit, induit les deux. Comme le souligne le directeur d'entreprise interrogé, « *Si tu veux que quelqu'un avance, il faut qu'il ait de l'autonomie, si tu ne lui laisses pas d'autonomie, il n'avancera jamais, il n'évoluera pas* ». Ses propos concordent avec ceux d'un cadre de santé qui déclare ne pas « *intervenir* » et laisser les agents « *en autonomie pour qu'ils s'approprient le service, qu'ils s'approprient leur fonction* ». Cela semble démontrer que, pour eux, laisser les agents travailler en autonomie est une façon usuelle de manager les équipes, puisque

« *le cadre ne peut pas tout gérer* ». Tandis que pour les subordonnées, l'action conjointe et la délégation sont source d'apprentissage de nouvelles connaissances, d'une posture professionnelle : *« c'est très enrichissant humainement et professionnellement [...], j'apprends encore beaucoup, mais travailler avec [le docteur] c'est le bonheur, elle est très à l'écoute des patients, on ne se fixe pas à un temps, si le patient a besoin de parler, elle est là, on est là »* (infirmière coordinatrice dans un EPSM[8]).

Cependant, demander à une infirmière d'annoncer à l'ensemble de l'équipe des décisions prises par le cadre signifie-t-il pour autant la rendre autonome ? Demander à un collaborateur de trouver des solutions ponctuelles à une problématique de ressources humaines (situation conflictuelle, absentéisme, etc.) et valider la démarche à effectuer avant sa mise en œuvre, relève de quel niveau d'autonomie ? N'est-ce pas plutôt une sorte d'autonomie contrôlée et qui possède des limites ?

Pour Ricœur (1990), l'homme autonome est « un homme qui possède le libre arbitre, qui est apte à agir de manière volontaire, intentionnelle sur les relations qu'il entretient avec l'environnement » (p. 105). Ainsi, selon lui, plus l'homme dispose de choix et de connaissances, moins il serait déterminé par son environnement, et donc plus il serait à même d'agir. À l'inverse, moins l'individu disposerait de connaissances, plus il serait déterminé par son environnement et donc plus il le subirait. Si le principe d'autonomie affirme la capacité de l'individu à décider pour lui-même, sur quoi se base-t-on dans le monde du travail pour affirmer qu'un professionnel est réellement autonome ? Quel est finalement l'espace réel de liberté de décision que le professionnel peut construire ou investir dans un contexte de travail qui, à l'hôpital, est souvent contraint ?

Selon Von Foester (1988), « le degré d'autonomie est en relation directe avec le nombre d'options dont dispose l'individu » (p. 69). Effectivement, à la différence d'un système allonome dans lequel nous ne pouvons répondre que d'une seule et unique manière, un système autonome offre cette multiplicité de choix de réponses face à une situation définie. C'est une sorte de liberté d'être et d'agir, une certaine indépendance, rendue possible par un degré d'autonomie, de compétences et de connaissances propre à notre environnement. Être autonome passerait donc par le fait de faire des choix, de prendre des initiatives et d'avoir confiance en ses compétences tout en prenant en compte le milieu dans lequel on évolue et les contraintes qui s'y rattachent. Cela marque une séparation nette avec la dépendance à autrui. Néanmoins, nous ne sommes pas égaux devant la liberté d'apprendre et l'injonction à l'autonomie peut se poser comme un défi.

---

[8] Établissement Public de Santé Mentale.

Dans cette perspective, Meirieu (1990) affirme que « l'autonomie est ce qui permet d'accéder à la connaissance qui permet d'acquérir l'autonomie ». Cependant, nous pouvons nous demander si les connaissances à elles seules suffisent pour acquérir de l'autonomie et être reconnu dans le travail.

En effet, l'une des cadres interviewées précise qu'*« on se dirige vers les gens qui ont pour vous les compétences parce que ça, pour le coup, en tant que cadre, on se doit de reconnaitre et d'évaluer les compétences »*. Cela nous indique que dans le secteur hospitalier, l'expérience professionnelle et les compétences développées en situation de travail, sont des critères incontournables pour les cadres qui souhaitent faire évoluer des agents. Le responsable d'équipe en entreprise va plus loin et explique sa méthode pour identifier si l'un de ses salariés s'inscrit dans une dynamique d'évolution de carrière *« [je] leur demande de faire quelque chose qui sort de leur champ de compétence habituel »*. Selon les professionnels interrogés, pour qu'un salarié évolue, il faut que celui-ci *« maitrise totalement son travail »* (responsable d'équipe) et qu'il *« comprenne chaque problématique liée à chaque métier »* (chef d'entreprise). Cela signifie que le délégataire doit avoir non seulement une expertise dans son domaine, mais aussi une connaissance approfondie et une vision globale du travail à faire collectivement, de l'enchainement et/ou le chevauchement des actions à réaliser par les membres de l'équipe, de leur périmètre d'action et de leurs compétences. Cela renvoie aux compétences organisationnelles qui « regroupent des savoir-faire explicitement dédiés à l'intention d'agir sur l'organisation, ou des savoir-faire ayant un impact consécutif ou collatéral plus ou moins explicite sur l'organisation par rapport à la logique d'action visée » (Gaillard, 2017, p. 298).

5.3. Du principe de responsabilité professionnelle au processus de responsabilisation

Cette partie apporte un certain éclairage sur la façon dont la délégation de tâches du cadre de santé peut induire une responsabilisation de l'infirmière.

Selon la définition usuelle (Vince, 2021), la responsabilisation consiste à « laisser à une personne une certaine liberté d'action et d'autonomie, dans le but de lui faire prendre des responsabilités et de l'amener à se gérer avec une plus grande indépendance ». L'expression « responsabiliser quelqu'un » peut, en première intention, refléter une connotation quelque peu péjorative dans le sens où « elle donne l'impression que l'on va intervenir de l'extérieur pour responsabiliser quelqu'un qui, a priori, serait peu responsable » (Noyé, 2005, p. 6). Il est donc possible que le professionnel concerné puisse, de surcroît, voir cela comme une tâche supplémentaire que le supérieur hiérarchique lui octroie. Or, pour Noyé, tout serait question de sens : « on ne responsabilise pas quelqu'un, on crée un contexte dans lequel une personne peut et veut prendre des responsabilités » (Noyé, 2005, p. 6). Ce serait donc en ce sens qu'une personne souhaiterait assumer davantage de responsabilités dans un contexte donné, mais est-ce vraiment correct ? Auquel cas, comment favoriser la prise de responsabilité d'un individu ?

Pour responsabiliser, comme c'est par exemple le cas pour la délégation de tâches, il faut définir très distinctement la mission et les objectifs à atteindre, afin de poser un cadre clair et une vision de ce que l'on attend de la personne que l'on souhaite rendre responsable (Noyé, 2005). Il convient donc d'accompagner la personne dans ce processus de responsabilisation. Il s'agit d'un « accompagnement constructif » ou à visée constructive (Paul, 2012), qui se réalise dans le projet d'autonomisation de l'individu.

Mais comment un manager peut-il créer un environnement propice à une délégation de tâches aboutie ?

- Par une valorisation au travail. Pour les cadres de santé interrogés, la délégation de tâches permet de valoriser le travail de l'agent, c'est une reconnaissance des « *compétences* » par l'encadrement mais aussi par l'équipe de soin. Cette situation permet également d'éviter « *l'ennui de la routine* » ou de « *redonner du sens* » au travail et de penser avec le salarié « *à de nouvelles perspectives* » d'évolution professionnelle.
- Par une connaissance des limites personnelles**.** Nous pouvons distinguer les limites du délégataire et les limites du manager. La délégation permet à l'agent de prendre conscience de ses propres limites, car la nouvelle mission confiée l'oblige à sortir de sa zone de confort, relever un « défi » et, dans l'idéal, le réussir. Tandis que pour le cadre, la délégation pose la question de sa capacité à identifier les compétences de l'agent, du « potentiel » de ce dernier, de sa capacité à faire confiance et de l'accompagner dans ce processus de professionnalisation.

Cependant, selon certains cadres de santé, il ne faut pas que la délégation se fasse *« à outrance »* car, à trop s'appuyer sur les mêmes individus identifiés comme des *« éléments moteurs »*, cela risque de les épuiser. Il est bien parfois d'aller chercher d'autres personnes telles que les « *éléments freinateurs et les suiveurs* ». Cela offre la possibilité de valoriser le travail collectif, de faire émerger chez ces agents des capacités non perçues jusque-là et de prendre des initiatives. Finalement, la délégation ne serait pas l'apanage de quelques professionnels, mais elle répondrait à un enjeu collectif et c'est en cela que « *la délégation a du bon* ».

Faire confiance, lâcher prise, déléguer, permettrait alors de révéler les compétences des collaborateurs et cette expérience constituerait donc un facteur facilitateur dans le processus de responsabilisation des salariés.

6. Compétences et prise de responsabilité

Zarifian (1999) propose une définition de la compétence qui intègre l'individu, le collectif et l'organisation : « la compétence est la prise d'initiative et de responsabilités de l'individu sur des situations professionnelles auxquelles il est confronté » (p. 65). Selon lui, la prise d'initiatives révèle l'engagement du professionnel pour prendre en charge une situation de manière autonome. En ce sens, la prise de responsabilité ne se décrète pas, elle doit venir de l'individu lui-même dans un contexte organisationnel favorable. C'est une attitude sociale engageante, puisqu'elle positionne la personne en tant qu'individu désireux d'assumer de nouvelles missions.

Ainsi, en tant que cadre de proximité, si l'on souhaite qu'un professionnel ou un groupe de professionnels développe ses compétences dans un environnement et un contexte donné, il serait judicieux de les accompagner dans la « confrontation à des situations qui vont permettre d'apprendre ; c'est-à-dire d'anticiper, de chercher des solutions aux problèmes rencontrés » (Jeanguiot, 2012, p. 73). Cet accompagnement des situations potentielles de développement offre la possibilité de partager les connaissances et les savoir-faire des membres les plus expérimentés à l'ensemble de l'équipe, de chercher des solutions ensemble lors des situations « complexes », la possibilité de faire varier les points de vue, d'évaluer l'action individuelle et collective (Mayen et Gagneur, 2017), et finalement de les responsabiliser davantage en les laissant prendre de l'autonomie.

Les cadres peuvent favoriser cette autonomie par la mise en place d'un « environnement capacitant » (Falzon, 2013) en invitant les professionnels à participer activement à l'organisation de leur travail et celle de l'équipe, donc à en devenir les principaux acteurs du changement. Lors de la crise sanitaire COVID, dans de nombreux services d'urgence, il a fallu réorganiser l'accueil des patients afin de limiter au maximum la diffusion du virus. C'est dans ce contexte de crise que les soignants ont élaboré ensemble de nouvelles façons de prendre en charge les patients. Tout cela a donc été rendu possible en mobilisant les compétences de chacun dans l'organisation. Cependant, la crise sanitaire COVID a été une situation exceptionnelle. Alors, comment faire dans des situations « normales » pour favoriser un processus plus participatif et des prises d'initiative ?

Selon Falzon (2013), un environnement capacitant serait : a) « préventif » puisqu'il « n'a pas d'effets néfastes sur l'individu et préserve donc ses capacités futures d'agir » ; b) « universel », de sorte qu'il « prend en compte les différences interindividuelles [...] et compense les déficiences individuelles » ; et c) « développemental » en permettant « aux collectifs et aux personnes de réussir [...], de développer de nouveaux savoir-faire et de nouvelles connaissances, d'élargir leurs possibilités d'action, leur degré de contrôle sur leurs tâches [...], c'est-à-dire leur autonomie » (p. 3-4). Ainsi, un environnement capacitant ne se limite ni à l'organisation du travail ni au travail d'organisation, il fait place à une entité structurante, offrant alors aux cadres un champ de possibilités important pour favoriser l'émergence des compétences des professionnels qui sont sous leur responsabilité.

Selon Le Boterf (1999), « une personne compétente est une personne qui sait agir avec pertinence dans un contexte particulier, en choisissant et en mobilisant un double équipement de ressources : ressources personnelles (connaissances, savoir-faire, qualités, culture, ressources émotionnelles...) et ressources de réseaux (banques de données, réseaux documentaires, réseaux d'expertise, etc.). Savoir agir avec pertinence, cela suppose d'être capable de réaliser un ensemble d'activités selon certains critères souhaitables » (p. 38). Il est alors question de corréler le « savoir agir », le « vouloir agir » et le « pouvoir agir » dans le cadre de la compétence. Cette dynamique n'est pas innée ; elle s'apprend, se développe en contexte et s'évalue. Nous pouvons alors dire que l'autonomie au travail, cette liberté d'action, est la résultante d'une autonomie « donnée » par l'institution et d'une autonomie « acquise » par l'individu par la réflexivité. Cependant, il est important d'être conscient que cela peut comporter une part importante de risques puisqu'il se peut que nous puissions ne pas assumer cette responsabilité et ainsi ne pas être « à la hauteur » de la tâche déléguée. Se crée alors un sentiment d'échec et une situation où l'on doit justifier de cette « non-réussite ». Et c'est en ce sens que la responsabilité peut faire peur et empêcher le « vouloir agir ».

Dans la culture occidentale moderne, la notion de responsabilité est souvent associée à celle de faute, de sanction et de réparation, et la faute est à proscrire. Alors, dans de nombreuses entreprises, la responsabilité correspond au fait de « rendre des comptes [...], de pouvoir être jugé responsable » (Moriceau, 2008, p. 140) notamment si les objectifs fixés par la hiérarchie ne sont pas atteints. Cet esprit qui utilise davantage un langage de production, qui ne « raisonne qu'en termes économiques » (Loubat, 2014, p. 101) visant l'augmentation constante de la productivité et du profit, peut nuire à l'épanouissement au travail que doit initialement générer la prise de responsabilité. En ce sens, il parait nécessaire d'insister sur le fait que tout cela doit être contrôlé puisque dès lors que le supérieur décide de confier à quelqu'un d'autre une tâche qui normalement lui incombe, il engage sa responsabilité à la fois dans sa prise de décision mais également dans le choix de la personne qu'il souhaite responsabiliser.

7. En conclusion

Nous nous trouvons dans une époque où, dans le secteur public, les dimensions comptables, gestionnaires et économiques prennent de plus en plus le pas sur la dimension humaine. L'hôpital est géré comme une entreprise et les employés de la fonction publique hospitalière se voient confier davantage de missions. Les soignants, à l'image des cadres qui managent, font face à une organisation ayant pour vecteur principal la recherche d'efficience, avec une limite des coûts de l'offre de santé, au détriment d'autres aspects importants de ce secteur d'activité comme le contact relationnel.

Dans ce système en constante évolution, la fonction de manager est directement liée à la notion de responsabilité. Cette notion n'est pas spécifique à l'encadrement, mais dans ce cas précis la responsabilité s'exerce dans un environnement soumis à de nombreuses contraintes (économiques, institutionnelles, règlementaires et/ou relationnelles) et il est important de se rappeler que la relation humaine demeure une chose essentielle dans la profession de manager. Se rendre disponible et à l'écoute des agents, permet au cadre de santé de se rendre compte des contraintes avec lesquelles composent les équipes soignantes. C'est en identifiant les capacités des salariés qu'il pourra faire émerger l'envie chez certains agents d'évoluer dans leur poste ou s'appuyer sur ceux jugés alors compétents, pour les aider dans leur quotidien et donc leur déléguer des tâches.

Pour développer l'usage de la délégation dans les pratiques professionnelles soignantes, il est indispensable d'établir une forme de « contrat » autour des tâches confiées afin de pouvoir développer une réelle collaboration basée sur le consentement mutuel et de construire une vision partagée, similaire, du *« travailler ensemble »*.

De manière générale, la délégation de tâches permet une collaboration durable entre le cadre de santé et son équipe. C'est sans nul doute un investissement mutuel au service de l'autre, qui permet de développer les compétences des salariés et de les inscrire dans un processus d'autonomisation et de responsabilisation dans leur travail.

Mais la délégation possède aussi des limites, et la responsabilité du cadre de santé s'applique également dans le fait d'assumer ses choix, notamment pour la personne à qui il a décidé d'octroyer sa confiance. En effet, désormais nous le savons, la confiance se lie souvent à notre affectif et peut interférer notre capacité de jugement, ce qui nous pousse à penser que finalement nos choix sont en partie subjectifs. C'est pourquoi il faut accepter de se tromper sur la personne, sur son aptitude à réaliser l'acte à accomplir et sur le fait de nous satisfaire. En ce sens, la délégation permet une remise en question et nous pousse à davantage de réflexivité.

CHAPITRE 4

LEADERSHIP ET AUTONOMIE DU CADRE DE SANTÉ AU SERVICE DU BIEN-ÊTRE DE L'ÉQUIPE

Blandine SCRIVE

Au début de la pandémie liée à la COVID-19, les soignants ont été applaudis tous les soirs à 20 h ; ils ont été vus et mis en avant comme des « super-héros ». Aujourd'hui, le regard a changé : « maltraitance », « défaut de soins », « manque de moyens » sont des termes qui apparaissent dans l'actualité en lien avec nos institutions hospitalières et la profession ne s'est jamais sentie aussi mal. L'épuisement professionnel, le *burn-out*, les démissions, l'absentéisme croissants sont autant de manifestations de ce mal-être soignant. Il semble urgent, pour l'individu et pour la société, de prendre soin de ceux qui soignent. Cette prise de conscience nécessite une réflexion et doit amener à des actions concrètes. Les initiatives sur la prévention des risques psycho-sociaux ou l'évolution du cadre juridique sur la qualité de vie au travail sont des directions à suivre, mais, en tant que cadre de santé, quelle place pouvons-nous prendre dans le bien-être au travail de nos équipes ?

À travers cette étude, inscrite dans une démarche hypothético-déductive, nous allons dans un premier temps réfléchir à la corrélation possible entre le *leadership* du cadre de santé, et en particulier le leadership authentique (LA), et le bien-être des équipes soignantes. Dans un second temps, nous étudierons l'effet de l'autonomie du cadre sur ce lien.

1. Le contexte hospitalier : entre mutation et tension

Depuis les années 70, le système de santé s'est construit et transformé au gré des différentes réformes hospitalières. L'impact sur le monde hospitalier s'est traduit par une modification radicale de l'organisation du travail, du rapport des soignants à leur travail et de la façon de manager aux différents niveaux hiérarchiques. La tendance de ces réformes est de modifier les règles de gestion des établissements hospitaliers et de les rapprocher du fonctionnement des structures privées. Le profond malaise du monde hospitalier, une fois encore mis en exergue lors de la crise sanitaire liée au Covid 19, est aussi relié à ces transformations ; c'est pourquoi il a paru nécessaire de s'arrêter sur ce contexte et sur la place qu'y occupent les logiques économiques.

Différents travaux ont mis en lumière la situation de malaise des soignants dans le secteur hospitalier (Estryn-Behart, 2008 ; Donato, 2009), notamment les liens entre diminution du bien-être, absentéisme et baisse de la performance (Brami, Damart et Kletz, 2013). Ces travaux révèlent deux phénomènes : une rationalisation du système hospitalier avec une économie qui conduit à de la production de soin au meilleur coût, et une obligation de s'adapter et d'améliorer sans cesse la prise en soin des patients. L'impact sur la gestion des ressources humaines dans les institutions hospitalières est considérable. Et c'est là que se trouve toute la difficulté de ce système : comment prendre soin de l'humain en quantifiant chaque acte, chaque moment ? Comment faire mieux à moyens équivalents, voire diminués ? Le cadre de santé est au cœur de cette problématique par sa position de manager de proximité : sur le terrain avec l'équipe soignante et en lien direct avec la hiérarchie. Il se trouve au carrefour des exigences économiques, de la gestion des ressources humaines et de la réalité du terrain avec le décalage entre l'obligation de qualité dans les soins et les contraintes de moyens.

Les soignants ont basculé, dans un autre rapport au travail et à l'organisation, où une importance capitale est donnée à la productivité. Une étude française montrait déjà en 2008, les conséquences de ces bouleversements pour le système hospitalier et ses agents :

> « Les termes de burn-out, d'épuisement professionnel, de stress ou de souffrance au travail se sont répandus dans l'univers hospitalier, et les enquêtes professionnelles sur les conditions de travail du personnel soignant l'ont particulièrement bien fait apparaître ces dernières années, en montrant par exemple que 35 % des infirmiers abandonnent leur métier précocement (avant 55 ans) » (Brami, Lamart et Kletz, 2012, p. 549).

Aujourd'hui ce taux d'abandon a augmenté, car seulement 54 % des infirmiers sont encore en poste dans la fonction publique hospitalière après leurs 10 premières années de carrière (Pora, 2023).

Confrontés à deux logiques en forte tension, une logique de gestion et une logique de soins, les professionnels de santé tentent de trouver une façon de travailler qui leur corresponde, mais quand ils n'y parviennent pas cela génère de la souffrance au travail. L'une des manifestations principales et particulièrement visibles du mal-être soignant est l'absentéisme en lien avec les risques psycho-sociaux. Et dans ce contexte d'augmentation régulière de l'absentéisme, la gestion des ressources humaines, qui incombe directement au cadre de santé, doit amener au maintien d'effectifs suffisants pour assurer la continuité et la qualité des soins. Cette logique quantitative incite alors le cadre de santé à considérer les agents comme « interchangeables », ce qui est ressenti par ces derniers comme « une source de déconsidération et un manque de reconnaissance » (Brami, Damart et Kletz, 2013). Étant donné que les cadres de santé sont les premiers à gérer l'absentéisme dans les services, ils contribuent à entretenir chez les agents le sentiment d'être *« comme des pions », « comme des choses qu'on bouge »*, de *« trime[r], mais pour rien de plus, [sans] aucune reconnaissance »* (extraits d'entretiens avec des infirmières). Ils contribuent donc, malgré eux, au malaise soignant. Ce sentiment de malaise est accentué par le fait que les cadres de santé sont globalement moins présents dans les unités de soins. Ils ont moins de temps pour échanger avec leurs agents sur les pratiques professionnelles, les conditions de travail, la qualité des soins ou le bien-être, donc pour être à leurs côtés.

Ces éléments contribuent à une perte du sens au travail chez les agents (Sainsaulieu, 2004), à une diminution de la capacité d'action du cadre de santé, et finalement amènent à une dégradation de la qualité de la prise en soins des patients : le manque de lits et le manque de temps pour réaliser les soins génèrent indiscutablement un manque d'humanité dans les soins. Le cœur du travail des soignants – le « prendre soin » – perd son essence d'origine et cela entraine un risque de désintérêt pour le patient, une démobilisation dans les services, un désengagement et de l'absentéisme. Une réflexion autour du rôle du cadre de santé peut se poser dans ce contexte : comment l'approche managériale du cadre de santé peut-elle promouvoir et accompagner l'équipe soignante vers le bien-être au travail ?

2. Les concepts mobilisés

Les phénomènes de bien-être au travail, de *leadership* et d'autonomie dans le travail vont ici être abordés à l'aune des apports de la psychologie du travail, notamment des théories interactionnistes du stress lié au travail. La partie qui suit représente donc le cadre conceptuel à partir duquel nous avons construit la démarche de recherche et d'enquête.

2.1. Le bien-être au travail

De manière générale, la définition du bien-être est un « état agréable résultant de la satisfaction des besoins du corps et du calme de l'esprit » (Dictionnaire Larousse, 2023). Ainsi, le bien-être est une notion à laquelle se rapporte un champ très large de synonymes, d'idées : plaisir, bonheur, positivisme, optimisme, volonté d'être heureux. La sémantique, derrière ce terme utilisé dans le champ professionnel, est très riche et on retrouve des concepts comme la satisfaction au travail, la reconnaissance, le sentiment d'efficacité personnelle et collective. C'est tout un champ conceptuel autour de la situation psycho-affective du bien-être au travail qui a été investigué dans l'idée de mener une démarche compréhensive. Dans leurs travaux, Bietry et Creusier (2013) proposent quatre dimensions du bien-être au travail. La dimension

« relations entre collègues » s'apparente à l'idée d'un rapport positif aux autres, à l'intégration et au sentiment d'appartenance à une équipe. Nous retrouvons ici la question du soutien socio-émotionnel au travail. Le soignant reçoit de son environnement professionnel (collègues, hiérarchie) des comportements de soutien : l'expression des affects (amitiés, réconfort, sympathie), des conseils ou suggestions par rapport à un problème, un degré d'autonomie dans l'organisation des tâches, une réassurance relative aux compétences et à ses valeurs, etc. (Ruiller, 2012b). Les soutiens manifestés par le cadre de santé (écoute active, création d'un climat de confiance, une certaine proximité relationnelle) ont une influence sur le sentiment de reconnaissance et de considération des soignants, donc sur l'ensemble de l'équipe. La question du sens et des objectifs visés dans la vie professionnelle est aussi importante. Le cadre de santé, en tant que manager de proximité, joue un rôle de « soutien social » auprès des équipes soignantes (Ruiller, 2012a). Il doit certes mettre en œuvre les décisions prises par sa hiérarchie, qui sont parfois en contradiction avec la conception du travail des soignants et leurs valeurs, mais il a une place particulière dans cette hiérarchie de l'hôpital : il connait le travail du soignant car il en était un. Alors le cadre de santé est en mesure de comprendre le point de vue des soignants, les conflits de valeurs entre l'intérêt collectif et l'intérêt individuel, et de les accompagner à gérer les tensions organisationnelles.

La dimension « rapport au temps satisfaisant » renvoie à l'idée de conciliation vie personnelle-vie professionnelle et à celle d'une stabilité temporelle au travail : avoir un rythme de travail, et donc de vie, régulier ou avoir la possibilité d'organiser sa vie personnelle à l'avance et sur le moyen et long terme. Enfin « l'environnement physique de travail » renvoie à la question des conditions de travail, à la possibilité de réaliser ses activités professionnelles de façon satisfaisante et à remplir sa mission.

À partir de ces éléments, Bietry et Creusier (2013) ont défini le bien-être comme « un état psychologique résultant d'un rapport positif aux autres, à soi, au temps et à l'environnement physique de travail » (p. 34). La possibilité de « bien faire », c'est-à-dire de pouvoir réaliser sa mission de façon correcte et en adéquation avec sa propre conception du travail à réaliser, est nécessaire au sentiment de bien-être au travail. Cette notion intègre un nouveau courant de pensée dans le management des équipes paramédicales et représente un levier pour la qualité des soins aux patients. Quelle place peut prendre le cadre de santé, du point de vue managérial, dans le bien-être des équipes soignantes ?

2.2. Le leadership authentique

Étymologiquement, le mot *leader* vient du verbe anglais *lead* (guider) et du latin *ducere* (conduire). Levy-Leboyer définit le leadership comme :

> « un processus d'influence sociale par lequel un individu amène un groupe à atteindre des objectifs. Le leadership n'implique pas seulement le fait de faire faire quelque chose à d'autres individus, mais également (ce qui n'est pas le cas pour les relations d'autorité) la capacité à changer l'attitude des membres du groupe, à les mobiliser et à entraîner leur adhésion à des buts communs. De ce fait, le leader doit savoir susciter les motivations et entraîner ceux qui le suivent bien plus que les diriger de manière autoritaire. » (Levy-Leboyer, 1998).

Un grand nombre de chercheurs tentent de comprendre le leadership, sa manifestation, ainsi que les éléments qui le composent. Nous nous sommes concentrés sur les nouvelles approches du leadership, qui intègrent le champ de la psychologie positive. Les psychologues américains Shelly Gable et Jonathan Haidt ont défini la psychologie positive comme « l'étude des conditions et processus qui contribuent à l'épanouissement ou au fonctionnement optimal (idéal) des gens, des groupes et des institutions » (2005, p. 104). Le leadership authentique est énoncé par Walumbwa et al. (2008) comme le reflet d'une « relation interactive et authentique qui se développe entre le leader et le collaborateur ». Cette relation est composée de quatre dimensions : la conscience de soi, le traitement équilibré de l'information, l'internalisation des perspectives morales et la transparence relationnelle.

La conscience de soi concerne une volonté d'améliorer ses capacités de connaissance et de compréhension de soi-même, des autres et de l'environnement ainsi qu'une volonté de réguler ses actions selon les situations. Cet aspect se rapporte à la signification que la personne porte à sa vie et à l'influence de cette signification sur la façon dont il se considère (Walumbwa et al., 2008). Elle répond à la question : dans quelle mesure le cadre de santé est-il conscient de ses forces, de ses limites, de la façon dont les autres le voient et de l'impact qu'il a sur les autres, notamment sur les soignants qu'il manage ?

Le traitement équilibré de l'information concerne la compréhension et l'analyse des informations avant l'action (Avolio, 2009). Il correspond à la capacité d'analyser objectivement toutes les données pertinentes avant de prendre une décision, notamment en sollicitant différents points de vue (Walumbwa et al., 2008) : c'est la capacité d'évaluation des situations. On y retrouve une notion d'apprentissage avant la performance. Il permet de réfléchir à la question : dans quelle mesure le cadre de santé sollicite-t-il suffisamment d'opinions et de points de vue avant de prendre des décisions importantes ?

L'internalisation des perspectives morales renvoie aux valeurs morales qui servent de guide au leader pour maitriser son comportement (d'où l'importance de la conscience de soi). On l'associe à la dimension éthique d'une décision (Walumbwa et al., 2008), c'est-à-dire que l'action est réfléchie selon ses valeurs, ses préférences et ses besoins (Kernis et Goldman, 2006), et non pas dans l'attente d'une récompense ou d'un intérêt personnel. Concrètement, Avolio et Gardner (2005) expliquent que c'est une forme d'autorégulation intériorisée qui est guidée d'une part par des normes morales et des valeurs internes, et d'autre part par des valeurs liées au groupe ou à l'organisation. C'est le champ de l'éthique et de la morale qui est concerné : dans quelle mesure le cadre de santé fixe-t-il une norme élevée auprès de son équipe en matière de conduite morale et éthique ?

La transparence relationnelle consiste à communiquer et à agir avec fluidité, sincérité et honnêteté, c'est la présentation de son « soi authentique » à d'autres (Walumbwa et al., 2008). On retrouve aussi la notion d'ouverture et de place de l'autre : dans quelle mesure le cadre de santé permet-il aux membres de son équipe de se sentir suffisamment libres pour exprimer leurs idées, leurs défis, leurs opinions ?

L'étude du concept de leadership révèle que les valeurs véhiculées sont semblables à celles du monde soignant : respect de l'humain, écoute, valeurs morales et éthiques dans le soin. Mais comment ces valeurs peuvent-elles perdurer dans une institution publique hospitalière qui doit répondre à des exigences d'efficience économique et se caractérise par une organisation du travail très pyramidale ? Cette forme d'organisation ne signifie pas manque d'autonomie. Les travaux de Martin et al. (1997) montrent qu'il existe un niveau d'autonomie à chaque strate de la pyramide, qu'il y a une interdépendance entre ces strates, ce qui laisse aux différents acteurs une place à l'autonomie, à la prise de décision, à la volonté, même si c'est dans un cadre bien défini. Il nous parait donc pertinent de nous intéresser à la place de l'autonomie dans le management, qui pourrait avoir un impact sur l'expression du leadership et ses effets.

2.3. L'autonomie au travail

Dans le monde professionnel, l'autonomie apparait comme « une alternative à un fonctionnement centralisé, autoritaire et bureaucratique » (Everaere, 2019). Différentes dimensions sont intéressantes à associer au management : la connaissance de soi, la marge de manœuvre, la réflexion avant l'action. L'autonomie dans le travail se joue à plusieurs niveaux et entre dans différents cadres : le cadre hiérarchique, le cadre interrelationnel, le cadre personnel.

Karasek (1979), qui a étudié les risques psychosociaux en partant des caractéristiques des situations de travail, a démontré qu'une forte demande psychologique au travail alliée à une faible autonomie engendre du stress au travail. Autrement dit, un rythme de travail soutenu et des exigences contradictoires importantes associés à des possibilités réduites à prendre des décisions ou à contrôler ses propres responsabilités sont les ingrédients du travail surchargé.

Nous nous intéresserons particulièrement à la partie de ses recherches qui concerne la latitude décisionnelle dans le travail : celle-ci renvoie « aux possibilités d'agir du salarié, d'exercer un contrôle sur son travail et de développer ses compétences professionnelles » (Karasek, 1979). Il s'agit donc des possibilités d'intervention et de contrôle du salarié sur ses contraintes professionnelles. Pour mieux comprendre ce que recouvre le concept d'autonomie, il est intéressant de distinguer le travail prescrit du travail réel. Le travail prescrit est celui qui est demandé et contrôlé par l'organisation et le supérieur hiérarchique, tandis que le réel ne peut pas être anticipé par la prescription. Pour Daniellou (2002), travailler « c'est mettre en débat une diversité de sources de prescription, établir des priorités, trier entre elles, et, parfois, ne pas pouvoir les satisfaire toutes tout le temps » (p. 11). Le travailleur va essayer d'atteindre les objectifs fixés, malgré les imprévus et les aléas. Clot (2002) estime que « dans le travail, ce qui pose problème, c'est ce que l'on doit faire, mais c'est également tout ce que l'on aimerait faire, mais que l'on ne peut pas faire », d'où l'écart entre le travail prescrit et le travail réel. Ainsi, d'après Suarez-Thomas (2015), l'individu au travail a besoin d'une marge de manœuvre pour se fixer de nouveaux objectifs à partir de ceux qui lui ont été prescrits et d'adapter ses façons de faire aux imprévus et aux aléas.

Des adaptations trop fréquentes génèrent une pression mentale forte, du stress, et la souffrance augmente si aucune adaptation n'est possible pour se réaliser et faire un travail en accord avec ses valeurs. La recherche de l'équilibre dans l'autonomie au travail alors est primordiale.

3. La problématique et la méthodologie utilisée

Le travail de réflexion autour des concepts nous a amenée à réfléchir sur l'existence de liens entre le bien-être ou *a contrario* le mal-être au travail d'une équipe de soins et le leadership du cadre de santé. Le leadership de type authentique semble être le plus à même d'apporter du bien-être au travail. Mais il faut prendre en considération l'inscription du cadre de santé dans une organisation de travail et dans un schéma hiérarchique, ce qui aurait un impact sur son autonomie dans sa « façon d'être » et dans sa « façon de faire ». L'ensemble de ces éléments nous ont conduite à formuler ainsi la problématique de notre recherche : comment l'autonomie du cadre de santé, en permettant une meilleure expression de son leadership de type authentique, peut-elle contribuer au bien-être d'une équipe de soins ?

Au regard de cette question émergent plusieurs hypothèses.

- Hypothèse 1 : nous supposons que plus le cadre de santé exprime un leadership authentique, plus l'équipe exprime un bien-être au travail.
- Hypothèse 2 : nous supposons que plus le cadre de santé est autonome, plus son équipe ressentira du bien-être au travail.
- Hypothèse 3 : nous supposons que le lien entre le leadership authentique du cadre de santé et le bien-être de son équipe sera modéré par l'autonomie du cadre.

Les objectifs de notre étude nous ont orientée vers un plan de recherche dit corrélationnel puisque nous souhaitons mettre en exergue des relations entre différentes variables qui sont le leadership authentique (LA) du cadre de santé, son autonomie perçue et le bien-être (BE) de son équipe. En effet, selon Fortin (2010), « la recherche corrélationnelle réfère aux études ayant pour but d'explorer et de vérifier des relations entre deux variables ou plus » (p. 296).

Schéma 1. Notre démarche de recherche

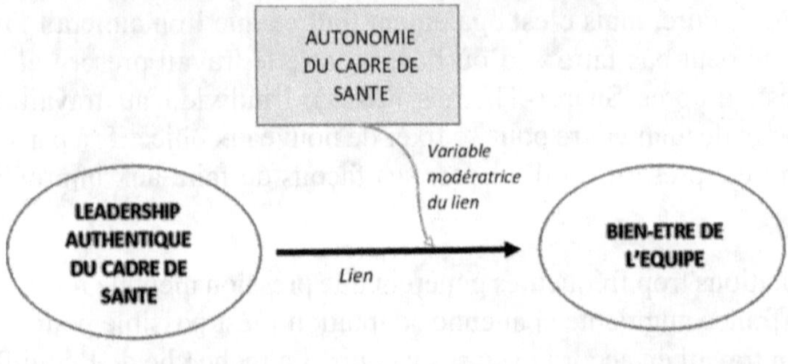

« Une variable modératrice est une variable qui agit essentiellement sur la relation entre deux autres variables. Il s'agit d'une variable qui modifie systématiquement la grandeur, l'intensité, le sens et/ou la forme de l'effet de la variable indépendante sur la variable dépendante » (El Akremi, 2005, p. 326-327).

3.1. Méthode de collecte de données

Notre méthode de recueil de données est le questionnaire, ce qui comporte plusieurs avantages. Premièrement, elle permet d'obtenir les réponses d'un grand nombre de participants et de standardiser les données pour ensuite généraliser les résultats. Deuxièmement, cette méthode garantit l'anonymat aux participants, ce qui est intéressant dans le cadre de notre recherche puisqu'une partie des items s'intéresse au ressenti des soignants ou agents médico-techniques par rapport à leur hiérarchie directe. La garantie de l'anonymat peut limiter le biais de « désirabilité sociale » (Dompnier et Pansu, 2010) ; dans notre cas, il s'agit de la tendance des participants à donner des réponses socialement attendues au niveau de leur institution, au détriment de l'expression sincère de leurs opinions et de leur ressenti.

3.2. L'échantillonnage

Deux types de populations sont concernées dans notre étude : les cadres de santé et les membres de leurs équipes. Différentes raisons nous ont menée à inclure ces populations dans notre étude :

- l'effet du leadership d'un cadre de santé n'est évaluable que par ceux qui le perçoivent, en l'occurrence dans notre cas par les équipes hospitalières ;
- les membres d'une équipe nous informeront sur leur bien-être au travail ;
- les cadres de santé nous feront part de leur sentiment sur la marge d'autonomie qu'ils estiment avoir dans leur fonction, au sein de leur institution et de leur organisation de travail.

De manière plus spécifique, l'étude a été menée dans deux établissements hospitaliers de la région des Hauts-de-France, l'un de type MCO (Médecine-Chirurgie-Obstétrique) et l'autre de type psychiatrique, composés de différentes structures intra et extrahospitalières. L'administration de ces questionnaires a été faite en grande majorité en face à face, sur le lieu de travail des participants. Nous avons pu échanger à l'oral avec les participants, sur le contexte actuel ou sur leur ressenti au quotidien, ce sont des informations qui nous permettent de compléter notre analyse.

3.3. Description de l'échantillon

Nous avons inclus dans l'étude 31 questionnaires « Cadres » (sur les 50 administrés) et 229 questionnaires « Équipes » (sur les 260 administrés). Le lien cadre-équipe étant une condition obligatoire dans la réalisation de cette enquête, nous avons donc un nombre de services en rapport avec le nombre de cadres participants ; notre enquête concerne donc 29 services, de type MCO ou de type psychiatrique.

Nous retrouvons dans nos échantillons une prédominance de femmes, ce qui correspond à une réalité. En effet, d'après les chiffres de l'Institut National de la Statistiques et des Études Économiques (INSEE), la part de femmes dans les professions paramédicales (sages-femmes intégrées) représente 71,6 %.

Tableau 1 : Description de l'échantillon.

	Équipes		Cadres	
Effectifs	229		31	
Genre (N, %)				
Homme	55 (24)		11 (35,5)	
Femme	174 (76)		20 (64,5)	
Âge (m, σ)	39,2 (10,8)		44,1 (7,97)	
Professions/ Fonctions (N, %)	Infirmier	126 (55)	Cadres de santé	21 (67,7)
	Aide-Soignant	67 (29,3)	Faisant Fonction CS	10 (32,3)
	Puéricultrice	11 (4,8)		
	Agent de Service	12 (5,2)		
	Brancardier	2 (0,9)		
	Technicien de labo	9 (3,9)		
	Ouvrier Pro qualifié	2 (0,9)		
Ancienneté dans le service (m, σ)	8,42 (8,69)		3,43 (4,04)	
Ancienneté de travail avec le cadre actuel (m, σ)	2,32 (2,95)		X	

Nous avons donc un échantillon de participants « Équipes » de 229 personnes, l'âge moyen est de 39 ans (σ= 10,8), le plus jeune a 21 ans et le plus âgé a 62 ans. Notre échantillon « Cadres », composé de 31 participants, a une moyenne d'âge de 44 ans (σ = 7,97) ; le plus jeune cadre a 33 ans et le plus âgé 60 ans. Nous avons donc une bonne répartition de l'âge parmi les participants des 2 catégories. Il est logique de constater que la moyenne d'âge des cadres est plus élevée puisque c'est une fonction qui requiert plusieurs années d'expérience avant la prise de poste (ANCIM, arrêté de 1995).

On constate une mobilité assez importante, car la moyenne de l'ancienneté dans les services est d'environ 8,5 ans (σ = 8,69) pour les équipes et d'environ 3,5 ans pour les cadres (σ = 4,04). Au niveau des cadres, l'ancienneté dans les services assez basse peut être liée au parcours professionnel : avant d'être cadre, il y a une période de « Faisant Fonction Cadre de Santé » (FFCS) qui oscille entre 1,5 à 3 ans selon les situations. Or, dans notre échantillon, nous avons aussi des participants FFCS dont l'ancienneté dans le service est forcément inférieure à 3 ans.

Le questionnaire qui s'adresse aux équipes hospitalières vise deux objectifs :

- le ressenti du bien-être au travail ;
- la perception du leadership du cadre de santé par son équipe.

La première série de questions est issue de l'Échelle Positive du Bien-Être au Travail des auteurs Bietry et Creusier (2013). Elle est composée de 12 items au total, soit 3 items pour chacune des 4 dimensions du bien-être au travail. La seconde série de questions provient de l'Authentic Leadership Questionnaire (ALQ) de Walumbwa et al. (2008). Le participant doit se positionner, sur une échelle de Lickert en 5 points (1= « Jamais » à 5 = « Fréquemment, sinon toujours »). Des scores élevés indiquent que le style de leadership qui transparait dans les réponses correspond au style du leadership authentique.

Le questionnaire qui s'adresse aux cadres est issu du modèle théorique de Karasek (1979). Notre réflexion autour de l'autonomie du cadre s'organise autour d'un seul axe global du questionnaire, ce qui nous amènera à un seul score. Plus le score obtenu est élevé, plus la latitude décisionnelle est importante.

4. Les résultats

À partir des données recueillies par les questionnaires, nous avons mené deux types de tests : des tests de corrélation et un test de modération. Nous avons trois variables dans notre recherche : une variable indépendante, le leadership authentique ; une variable dépendante, le bien-être au travail ; et l'autonomie qui est une variable modératrice.

Nous avons dans un premier temps effectué une matrice de corrélation (cf. Tableaux 2 et 3 en annexe), reprenant une corrélation entre le leadership authentique global (4 dimensions incluses) et le bien-être au travail global (4 dimensions incluses), puis les corrélations entre chaque dimension du leadership authentique et chaque dimension du bien-être au travail. Enfin, la dernière corrélation qui nous intéresse, retrouvée dans cette matrice, est celle entre l'autonomie et les 4 sous-dimensions du bien-être au travail.

4.1. Hypothèse 1 : Le bien-être au travail d'une équipe et le leadership authentique du cadre de santé

L'objectif d'une corrélation est de constater si deux variables (bien-être – BE – et LA – leadership authentique) évoluent de la même façon. Associé à la corrélation, nous retrouvons dans le tableau 2 le seuil de significativité dont l'indicateur est *p* (qui correspond à ce qui est généralisable ou non).

À la suite de l'analyse de la corrélation entre le bien-être au travail dans sa globalité et le leadership authentique du cadre de santé, toutes dimensions comprises, nous constatons que le bien-être au travail est positivement corrélé au leadership authentique ($r=.663$; $p<.001$), avec un lien très fort, positif et significatif. Ainsi, plus l'équipe ressent un leadership authentique de la part du cadre, plus celle-ci aura un sentiment de bien-être au travail important.

Une analyse plus fine, dimension par dimension, montre que la dimension du rapport aux collègues liée au bien-être au travail est positivement corrélée à la transparence relationnelle ($r =.188$; $p<.01$) et l'internalisation des perspectives morales ($r =.210$; $p<.01$), le lien est significatif, mais faible. La dimension du rapport aux collègues du BE n'est pas corrélée à la conscience de soi du LA ($r =.116$; $p>.05$), ni au traitement équilibré de l'information retrouvé dans le LA ($r=.073$; $p>.05$).

La dimension du rapport au manager retrouvée dans le bien-être au travail est positivement corrélée aux 4 dimensions du LA du cadre de santé, les liens sont très forts et significatifs : avec la transparence relationnelle ($r=.677$; $p<.001$), avec la conscience de soi ($r=.602$; $p<.001$), avec les perspectives morales intériorisées ($r=.636$; $p<.001$) et avec le traitement équilibré de l'information ($r=.634$; $p<.001$).

La dimension du bien-être au travail concernant le rapport au temps est positivement corrélée avec la transparence relationnelle ($r =.417$; $p<.001$), avec la conscience de soi ($r=.482$; $p<.001$), avec l'intériorisation des perspectives morales ($r=.506$; $p<.001$) et avec le traitement équilibré de l'information ($r=.414$; $p<.001$). Le lien est fort et significatif.

Le rapport à l'environnement du bien-être au travail est aussi positivement corrélé avec les 4 dimensions du LA du cadre de santé de façon significative avec un lien assez fort : avec la transparence relationnelle (r=.482 ; p<.001), avec la conscience de soi (r=.516 ; p<.001), avec les perspectives morales intériorisées (r=.506 ; p<.001) et avec le traitement équilibré de l'information (r=.473 ; p<.001).

Pour synthétiser le rendu de ces résultats, nous pouvons mettre en avant le fait que le cadre de santé qui exprime un LA peut avoir un effet positif sur le rapport qu'il entretient avec son équipe, sur le rapport aux temps sociaux des membres de son équipe en leur apportant par exemple un meilleur équilibre vie personnelle/vie professionnelle, et sur le rapport de son équipe à l'environnement de travail en général. D'après les résultats, le LA est faiblement corrélé au bien-être lié aux relations installées entre collègues, à travers deux dimensions seulement : la transparence relationnelle (r=.188 ; p<.01) et l'intériorisation des valeurs morales (r=.210 ; p<.01). Ce résultat n'étant pas significatif, il n'a pas été approfondi.

Plus le cadre de santé exprime un leadership authentique, plus l'équipe ressent du bien-être au travail. Le leadership authentique du cadre de santé contribue significativement au sentiment de bien-être au travail de son équipe, dans ses différentes dimensions. De tels résultats confirment l'hypothèse 1.

4.2. Hypothèse 2 : Le bien-être au travail d'une équipe hospitalière et l'autonomie du cadre de santé

La matrice de corrélation entre deux autres variables (autonomie du cadre et bien-être) nous indique que le rapport aux temps sociaux du bien-être au travail de l'équipe est positivement corrélé à la latitude décisionnelle du cadre de santé (r=.134 ; p<.05) ; le lien est faible mais significatif. En revanche, sur les autres dimensions du bien-être au travail, le rapport aux collègues (r=-.036, p>.05), le rapport au manager (r=.114 ; p>.05) et le rapport à l'environnement de travail (r=.121 ; p>.05), nous ne retrouvons pas de corrélation avec l'autonomie du cadre de santé. De la même façon, nous ne relevons pas de corrélation entre le bien-être au travail global et la latitude décisionnelle du cadre de santé (r=.128 ; p>.05). Notre deuxième hypothèse est donc invalidée.

4.3. Hypothèse 3 : L'effet modérateur de l'autonomie sur le lien entre le leadership authentique du cadre et le bien-être d'une équipe

Si jusqu'à maintenant la corrélation nous a permis de montrer les effets de deux autres variables (LA et autonomie) sur le bien-être au travail des équipes hospitalières, la matrice/test de modération nous permet de dépasser l'idée de la causalité entre deux variables. En ajoutant la variable modératrice (l'autonomie du cadre), nous pouvons tester par le biais de l'analyse de régression (cf. Tableau 3) si la latitude décisionnelle du cadre altère ou modifie la force de la relation entre le LA et le bien-être, les conditions dans lesquelles celles-ci sont liées.

Lorsque l'on s'intéresse à la part de variance, c'est-à-dire la modification du niveau de bien-être au travail d'une équipe hospitalière selon le niveau de leadership du cadre de santé (R^2=.439), celle-ci représente 44 %. Ainsi, le LA explique 44 % de la variance du bien-être, et nous pouvons ajouter que le LA du cadre de santé contribue significativement à l'évolution du bien-être au travail des équipes (β=.663 ; p<.001). Nous avions déjà confirmé notre hypothèse 1 et nous y apportons, maintenant, une valeur plus précise. L'étude des autres résultats nous amène à d'autres informations.

Le LA et l'autonomie expliquent finalement la même part de variance (R^2=.440) de notre variable dépendante, le bien-être au travail, que le LA seul.

La part expliquée par l'autonomie qui vient contribuer au bien-être au travail est très faible et non significative (β=.026 ; p >.05).

Les résultats du modèle 3, le test de modération, ne montrent pas de modération significative de la variable « autonomie du cadre de santé » sur le lien entre le LA du cadre de santé et le bien-être au travail des équipes (β=.0436 ; p >.05 et R^2=.442).

Pour conclure sur ce test de modération, nous constatons que le LA du cadre explique 44 % de la variance du bien-être et contribue de façon significative à l'augmentation du bien-être des équipes ; en revanche, si le niveau d'autonomie du cadre augmente ou baisse, cela n'a pas d'effet significatif sur le bien-être au travail des équipes. L'autonomie du cadre de santé n'a pas d'impact sur le lien LA-bien-être, et par conséquent elle n'a pas d'impact non plus sur le bien-être des équipes soignantes. L'hypothèse 3 est donc invalidée.

5. Discussion

5.1. Impact du leadership authentique sur le bien-être au travail

L'évolution d'une conception négative telle que le mal-être ou la souffrance au travail vers la notion de bien-être au travail sur le plan de la stratégie managériale, voire de la politique d'une structure hospitalière, constitue une nouvelle approche plus positive de la réflexion. Nos résultats confirment que le LA favorise le bien-être d'une équipe dans ses différentes dimensions (l'hypothèse 1). Le cadre faisant preuve de LA contribue à la cohésion d'équipe et à la reconnaissance du travail de chacun. Par la conscience de soi et l'internalisation des valeurs morales, il influence directement, de façon positive, les aspects psychologiques et sociaux de l'environnement de travail de son équipe. La transparence relationnelle amène à des bases solides dans la construction de la relation, impliquant la confiance, le respect et l'écoute. Par cette étude, nous constatons que la démarche de développement du bien-être au travail ne se situe pas uniquement dans la prévention des risques psychosociaux, mais aussi dans la restauration d'un dialogue positif et constructif entre les différents acteurs. Le LA devient un levier puissant de la reconnaissance et de la performance au travail par le biais du bien-être de l'équipe. Ces résultats sont similaires à ceux obtenus par l'étude de Warr (1990) qui révèle 10 facteurs contribuant au bien-être au travail. Parmi ceux-ci, nous retrouvons des éléments du LA comme « la possibilité de mettre en œuvre les capacités personnelles » ou « le soutien par la supervision » qui correspond au rôle du cadre de santé. En accordant un intérêt particulier au LA, le risque de comportements non éthiques est diminué alors que la qualité des relations au travail est améliorée. Ainsi, le bien-être au travail est d'autant plus présent puisque des relations positives ont été prouvées entre le LA, la confiance et le bien-être des collaborateurs (Nelson, 2013). De façon générale, 4 niveaux sont impactés positivement par l'existence du lien LA-bien-être au travail en institution hospitalière : l'individuel (la personne), le micro (l'équipe), le méso (l'organisation) et le macro (la société).

Le contexte hospitalier dans sa complexité et son instabilité (Brémond et al., 2013) amène l'organisation à évoluer dans les prises de décisions ou dans les relations interpersonnelles. Nous constatons, par les résultats de notre étude, que le leadership est un facteur important dans la capacité de l'organisation à s'adapter à son nouvel environnement de travail dans le bien-être et la performance, pour les équipes mais aussi pour les cadres. Ainsi, le cadre de santé, par une meilleure conscience de soi, fait preuve d'une meilleure gestion de ses émotions et peut les intégrer dans les relations interpersonnelles, ce qui est un atout dans la gestion de l'absentéisme ou des situations d'agressivité sur certains secteurs (les urgences par exemple). Par l'internalisation des valeurs morales, il apprend à se distancer de ses jugements, de ses croyances, pour faire preuve d'une meilleure objectivité. Il identifie avec clarté ce qui fait sens, pour lui et pour ses collaborateurs, et peut remettre en cause sa vision en demandant les avis des membres de son équipe, attitude que l'on retrouve dans le traitement équilibré de l'information. Le LA est d'autant plus adapté au milieu hospitalier qu'il y existe une tension entre le monde du soin et la logique financière. Dans cet état d'esprit, le manager de proximité est « moins attaché aux objectifs de son activité et davantage centré sur le sens de celle-ci » (Desmarais et Françoise, 2017, p. 351). Il privilégie alors l'accompagnement des équipes en étant plus à l'écoute de leurs demandes, en anticipant leurs besoins, en les encourageant davantage et donc, en manageant dans le « prendre soin ».

5.2. Penser l'autonomie autrement

Nous supposions, dans l'hypothèse 2, que la latitude décisionnelle du cadre pouvait être un facteur favorisant le bien-être d'une équipe. En effet, une marge de manœuvre importante est souvent liée à un haut niveau de compétence et à l'installation d'une relation de confiance avec la hiérarchie. Dans un tel climat de travail, la prise de décision peut s'effectuer, de fait, avec moins de pression et, sûrement, en meilleur accord avec soi-même. Un cadre, conscient de l'importance du bien-être au travail de son équipe, pourrait plus facilement œuvrer en ce sens avec une marge d'autonomie suffisante. Malgré une corrélation faible, mais positive, établie entre le bien-être au travail lié au rapport aux temps sociaux et l'autonomie du cadre de santé, nos résultats n'apportent pas de validation à notre hypothèse.

Cette corrélation pourrait s'expliquer par une obligation de la fonction du cadre de santé qui est d'assurer la continuité des soins. Cette obligation nécessite une gestion des plannings au quotidien et une bonne connaissance de son équipe pour que sa prise de décision soit suivie d'un sentiment d'acceptation par les membres de son équipe au niveau de l'équité, de l'organisation familiale ou encore des temps de repos nécessaires (dimension « rapport aux temps sociaux » du bien-être). Le questionnaire de Karasek (1979), duquel est issue la partie « latitude décisionnelle » utilisée dans notre enquête, a pour vocation de décrire les facteurs de risques psychosociaux synonymes de mal-être ou de stress au travail et il montre l'existence d'un lien entre l'autonomie du cadre et son propre ressenti au travail. En revanche, notre travail concernait l'autonomie du cadre de santé et le bien-être de son équipe, ce qui peut expliquer la non-corrélation des résultats de notre enquête.

Ainsi, la corrélation possible entre la latitude décisionnelle du cadre de santé et son propre bien-être au travail serait à étudier. L'autonomie du cadre de santé a-t-elle un impact sur son bien-être au travail ? Et le bien-être au travail du cadre a-t-il un effet sur le bien-être de son équipe ? Ainsi, nous pouvons imaginer qu'en le réalisant dans sa totalité auprès des cadres de santé, le questionnaire de Karasek nous aurait renseignée sur les situations possibles de « *jobstrain* » (tension au travail, Karasek, 1979) et d'« *isostrain* » (situation de « tension au travail » additionnée de faible soutien social, Karasek, 1979) de ceux-ci. Les résultats concernant une possible corrélation entre ces différents éléments (« *jobstrain* », « *isostrain* » et bien-être du cadre de santé) auraient peut-être amené un regard différent que celui obtenu par la latitude décisionnelle seule.

Enfin, en nous replaçant dans le contexte institutionnel et organisationnel de notre travail, nous constatons que la hiérarchie est intégrée dans le fonctionnement des unités de soins et des pôles d'activité. La dépendance à cette hiérarchie est globalement acceptée par les cadres de proximité et semble nécessaire d'un point de vue structurel pour une coordination entre le monde du soin et le monde de la gestion (Dumond, 2003, p. 72). Le défi de l'institution hospitalière serait de repenser la relation entre les cadres et leurs équipes en maintenant une cohérence dans l'organisation hiérarchique globale de l'établissement, avec l'objectif de promouvoir le bien-être au travail. Les cadres de santé sont des managers dits « intermédiaires », décrits notamment comme « les coordinateurs entre les activités quotidiennes des unités et les activités stratégiques de la hiérarchie. » (Floyd et Wooldridge, 1994). Ces cadres travaillent dans la proximité et ils sont les seuls à exercer leur fonction d'encadrement sur des « non-managers ». Ce fonctionnement explique le lien entre l'autonomie du cadre de santé et sa place dans l'organisation. En effet, nous avons constaté dans les résultats de notre étude que les cadres de santé se sentaient autonomes dans la gestion de leur équipe, mais cette autonomie semblait « encadrée » par leur supérieur, ce qui était ressenti soit comme un soutien, soit comme une perte d'autonomie, ce qui correspond à une illusion d'autonomie.

5.3. Le cadre, responsable de son leadership

Concernant l'hypothèse 3, à l'inverse de ce que nous avions supposé, la latitude décisionnelle ne modère pas le lien qui existe entre le LA et le bien-être au travail. Ainsi, ce n'est pas la marge de manœuvre laissée au cadre de santé qui aurait un impact, mais plutôt ce qu'il en fait (Mintzberg, 2013, p. 37). Dans le cadre théorique, nous nous étions intéressée à la fonction de cadre de santé ; pour mener à bien sa mission, il est, en tant que manager, le « seul détenteur de son désir et de sa volonté de s'impliquer dans ce qu'il fait, et dans les manières d'être et de faire qui seront les siennes » (Hesbeen, 2011, p. 105). En d'autres termes, ce n'est pas la latitude décisionnelle accordée par sa hiérarchie qui aura des conséquences sur son leadership et sa stratégie managériale pour remplir sa fonction et atteindre ses objectifs, mais lui-même. Nous pouvons imaginer que cette impression d'autonomie limitée a plutôt tendance à jouer sur le sentiment de responsabilité vis-à-vis de leur équipe. Le LA permet, par la conscience de soi et l'internalisation des valeurs morales, d'amener certaines décisions « imposées » en toute transparence, pour une meilleure compréhension et adhésion des équipes, malgré des situations tendues.

Cette recherche apporte des leviers de réflexion à un phénomène qui mérite toute notre attention, surtout dans le domaine du soin et dans le contexte actuel de difficultés de recrutement et de fidélisation des soignants : le bien-être au travail des équipes hospitalières. Les résultats de notre enquête ne sont pas figés dans le temps, l'évolution des générations de travailleurs va amener d'autres défis dans le management. Les nouvelles générations de travailleurs ont d'autres attentes, d'autres valeurs, une exigence d'équilibre vie professionnelle/vie personnelle ; ils attribuent un sens différent au travail. Ng et *al.* (2010)

affirment que « les employeurs devront adapter leurs méthodes de gestion afin de répondre aux exigences des nouveaux travailleurs et ainsi les retenir au sein de l'organisation » (p. 289). Cette adaptation concerne en grande partie le management et le leadership : la gestion et le contrôle laissent place à la coordination et au droit à l'erreur. Le leadership authentique semble répondre aux besoins actuels, car il « se caractérise par une volonté de coopération, d'appui sur l'intelligence collective, d'instauration de nouvelles manières de travailler ensemble, elle repose sur l'écoute, le partage de valeurs et d'objectifs et sur la création des conditions de l'efficacité collective que sont l'autonomie et la confiance » (Baranski, 2000).

Enfin, nous avons constaté que les cadres de santé semblent garder la valeur soignante et vouloir continuer à la faire vivre dans leurs pratiques managériales. D'après Grassin (2019), « les manières de faire et de raisonner en situation de *care*, les attitudes et les valeurs qui y président sont une ressource pour sortir des logiques d'abstraction et de rationalisation du réel qui vident de sa substance humaine et relationnelle les organisations hospitalières » (p. 55). Peut-on imaginer que cette valeur du « *care* » persiste comme valeur identitaire quand l'infirmier devient cadre de santé, cadre supérieur de santé ou directeur des soins ? En quoi et comment cette valeur peut-elle influencer le lien LA-bien-être ? Les dimensions du LA intègrent la conscience de soi et l'intériorisation de ses valeurs morales, avec un sens éthique dans les actions (Walumbwa et al., 2008) ; le management par le *care* en institution hospitalière pourrait être une voie à suivre pour les leaders authentiques, déjà enclins à développer une culture partagée du pouvoir (Grassin, 2019) et à reconnaitre la part que chacun peut apporter dans une organisation.

6. Propositions d'actions

Dans cette partie, nous cherchons à montrer comment le cadre de santé peut promouvoir le bien-être au travail à l'hôpital en amenant le leadership authentique. Notre/nos proposition(s) d'action se situe(ent) aux niveaux organisationnel et stratégique des établissements hospitaliers à travers la gestion d'équipe et la politique des ressources humaines.

Pour construire une proposition d'action, il nous semble intéressant de définir les objectifs. L'objectif institutionnel est de promouvoir le bien-être au travail des équipes dites « de terrain », de soignants et d'agents médicotechniques. L'objectif de l'ingénierie de formation est une prise de conscience des effets positifs du leadership authentique dans le management d'une équipe de soin ou d'un pôle, et la mise en place d'un programme de développement de ce type de leadership.

S'il existe plusieurs programmes, ceux qui mobilisent une approche réflexive, tels que l'apprentissage expérientiel et le coaching, nous semblent pertinents.

Comme le montrent Corriveau et Roch (2021), le retour d'expérience, à partir des jeux d'action collaboratifs ou des situations de management vécues, permet de prendre du recul par rapport aux actions déployées, de revenir sur ses propres comportements et attitudes, et de questionner son propre système de croyances et de valeurs. Les situations analysées par le groupe de pairs sont des situations où la personne a été « mise au défi physiquement, mentalement ou émotionnellement ». Le coaching qui est une autre forme « d'apprentissage réflexif » se réalise en partenariat avec un coach et « consiste à faire un retour sur ses actes ou sur l'image de soi de façon objective en tentant de dégager des tendances récurrentes » (p. 74). Au cœur de ces deux programmes se trouve le développement de la pensée critique, et les composantes du leadership authentique les plus développées sont celles de la conscience de soi et du traitement équilibré de l'information.

Afin de pouvoir mettre en place ce type de programme, il faut accepter la rencontre entre les émotions, les croyances, les valeurs, d'une part, et la performance, la prise de décision, la gestion de ressources humaines, d'autre part. Or, pour les organisations très ancrées dans la hiérarchie, il est parfois très difficile de se tourner vers des pratiques managériales rénovées, d'où le risque d'un rejet de l'intelligence émotionnelle dans le management, par peur ou par volonté de maintenir « l'accent sur la rationalité » (Desmarais et Françoise, 2017, p. 344).

Nous avons constaté dans notre travail de recherche que la latitude décisionnelle du manager n'était pas corrélée au bien-être des équipes et qu'elle n'avait pas d'effet modérateur sur le lien LA-bien-être. L'autonomie, définie comme « la faculté de se déterminer par soi-même, de choisir, d'agir librement » (TLFi, 1994) nous amène à un autre concept, celui de l'agentivité. L'agentivité se rapporte « aux individus qui cherchent à exercer un contrôle sur leur existence » (Bandura, 2007), à influencer leur vie. Cela ne sous-entend pas une influence par des forces extérieures, mais se rapporte à des comportements d'anticipation, d'auto-régulation, d'autoréflexion. La marge d'agentivité est propre à chacun. Dans nos pratiques, ce concept est intéressant parce qu'il met en avant « le développement du pouvoir agir » (Le Bossé, 2004). En se plaçant dans la dynamique d'un leader capable de susciter les comportements, le cadre de santé va considérer chaque membre de son équipe avec une marge d'agentivité potentielle et pourra développer le processus du « pouvoir agir ». Nous pouvons imaginer une prise de pouvoir collective sur une situation dans laquelle nous nous trouvons vulnérables (conditions de travail difficiles, absentéisme, épuisement, perte de sens, etc.) dans le but de faire évoluer les choses positivement. Ainsi, dans une démarche de psychologie positive, on le rapproche du sentiment d'efficacité collective qui amène aussi au « pouvoir agir » ensemble.

7. Conclusion

Dans cette étude, nous avons établi une corrélation significative entre le leadership authentique du cadre de santé et le bien-être de l'équipe qu'il anime. Nous avons constaté que l'autonomie du cadre n'avait pas d'effet sur le bien-être de son équipe et n'influait pas sur la corrélation observée précédemment. Ainsi, le cadre serait seul responsable de son leadership et le leadership authentique semble être un des leviers pour assurer le bien-être de son équipe. D'un point de vue institutionnel, la démarche de promotion du bien-être peut être porteuse d'une évolution positive, y compris dans un contexte médico-économique difficile. Le bien-être au travail est devenu un enjeu managérial et cela ouvre plusieurs pistes de réflexion. Tous les managers sont-ils capables de se détacher de certains *a priori* et de la notion de pouvoir pour développer un leadership authentique ? Et comment, en tant que cadre, insuffler cette démarche de bien-être à chaque collaborateur pour qu'il puisse développer son pouvoir d'agir ?

À la suite de cette étude, il serait également intéressant d'approfondir le lien entre le rôle de la latitude décisionnelle et la capacité à gérer les tensions organisationnelles (ex. performance financière et qualité de vie au travail), donc le traitement équilibré de l'information.

Enfin, le développement des leaderships positifs amène à de nouvelles notions comme le leadership partagé ou l'intégration du LA dans le management par le *care* qu'il serait intéressant d'associer avec le bien-être au travail. Ces nouveaux horizons de recherche sont passionnants et permettent d'envisager un avenir meilleur dans le vécu des équipes hospitalières.

Annexes – Tableaux des données

*Tableau 2. Moyennes, écart-types et corrélations entre le bien-être au travail, le leadership authentique et la latitude décisionnelle du cadre (*p<.05, **p<.01, ***p<.001).*

Variables (N=229)	Moy	E-T	1	2	3	4	5	6	7	8	9	10	11
Bien-être global	5,09	0,913											
Rapport aux collègues	6,19	0,763	0,457***										
Rapport au manager	5,07	1,24	0,806***	0,238***									
Rapport aux temps	4,29	1,55	0,819***	0,163*	0,483***								
Rapport à l'environnement	4,83	1,20	0,865***	0,301***	0,650***	0,600***							
Leadership authentique global	3,68	0,808	0,663***	0,167*	0,708***	0,489***	0,550***						
Transparence relationnelle	3,83	0,93 9	0,604***	0,188**	0,677***	0,417***	0,482***	0,902***					
Conscience de soi	3,46	0,914	0,602***	0,116	0,602***	0,482***	0,5 16***	0,906***	0,73 9***				
Perspectives morales intériorisées	3,81	0,834	0,613***	0,210**	0,636***	0,442***	0,506***	0,899***	0,740***	0,744***			
Traitement équilibré de l'information	3,61	0,906	0,561***	0,073	0,634***	0,414***	0,473***	0,893***	0,73 9***	0,763***	0,762***		
Autonomie	72,7	8,69	0,128	-0,036	0,114	0,134*	0,121	0,154*	0,029	0,188**	0,205**	0,143*	

Tableau 3. Test de l'effet modérateur de l'autonomie du cadre.

VD= Bien-être au travail	Modèle 1 avec uniquement le LA		Modèle 2 avec le LA et l'autonomie (modérateur)		Modèle 3 testant l'effet modérateur	
VI	β	R^2	B	R^2	β	R^2
Leadership authentique	.663***	-	.659***	-	.658***	-
Autonomie du cadre (modérateur)	-	-	.026(ns)	-	.032(ns)	-
LA x Autonomie	-	-	-	-	.0436(ns)	-
R^2 ajusté		.439		.440		.442

*p<.05, **p<.01, ***p<.001 ; ns = non significatif

CHAPITRE 5

D'INFIRMIÈRE À CADRE DE SANTÉ : UNE IDENTITÉ EN CONSTRUCTION

Johanne DEGAND

Infirmière générale, surveillante, cadre infirmier, cadre de santé puis manager d'unité de soins, la fonction d'encadrement dans le secteur sanitaire a subi de nombreuses mutations. À la fois soignant et gestionnaire, le cadre de santé est un acteur pivot dans les organisations de soins. Jusqu'en 2020, le nombre des cadres de santé suivait une évolution constante. Pour la première fois en 2021, celui-ci a diminué, passant de 7809 à 7750 (*Répertoire ADELI-Drees, données au 1er janvier de l'année).* S'éloignant progressivement du métier source pour aller vers des fonctions de management d'équipe et des missions dites « transversales », comment l'infirmier s'engage-t-il dans un parcours pour devenir cadre de santé ? Comment accompagner cette mutation ?

L'origine de cette recherche part de mon expérience professionnelle en tant que faisant fonction de cadre de santé (FFCS), c'est-à-dire « des personnes qui ont des fonctions mais pas le statut et/ou le grade qui va avec » (Kaddouri, 2019, p. 104), et particulièrement d'un questionnement empreint de doutes et d'incertitudes durant cette transition.

Les deux grandes étapes du parcours d'accès à l'encadrement sont la mise en faisant fonction, qui relève d'une « mise à l'épreuve d'ordre initiatique » (Divay, 2018, p. 50), permettant d'être confronté à la réalité du métier et la formation en alternance dans un Institut de Formation de Cadre de Santé (IFCS), doublée d'un cursus universitaire de niveau Master, qui vise à « acquérir un nouveau statut social » (Josso, 1993, p. 215) par la diplomation.

La première partie de cette contribution présente l'ancrage de cette recherche dans le vécu professionnel de l'apprenti chercheur que j'étais et dans une démarche inductive et compréhensive. Le texte met ensuite en exergue les facteurs intervenant dans le processus de construction identitaire des cadres de santé durant leur transition professionnelle, et les stratégies d'accompagnement à la professionnalisation déployées par les directions de soins. Enfin, une proposition d'accompagnement du parcours de professionnalisation du FFCS est apportée en soulignant le rôle du cadre de santé tout au long de ce parcours.

1. D'une représentation idéalisée du métier de cadre de santé à la réalité de terrain

Lors de mon parcours professionnalisant de FFCS, j'ai ressenti régulièrement des doutes et des incertitudes sur l'aboutissement de mon projet professionnel, d'autant qu'autour de moi des collègues mettaient fin à leur projet de devenir cadre de santé alors que d'autres semblaient conforter leur choix d'évolution. Pour ma part, cette transition m'avait paru brutale : infirmière le vendredi, je devais être cadre de santé le lundi, ce qui suscitait chez moi un sentiment d'imposture : « La plupart du temps, autrui semble penser que nous occupons légitimement notre place (…) mais dans le secret de notre chimère, nous ne croyons pas à cette légitimité, nous pensons qu'autrui s'est trompé et nous tremblons d'être découvert » (Cannone, 2005, p. 17). Chamboulée dans ma conception idéalisée de la fonction, j'ai réalisé que l'institution attendait de moi d'exercer un métier pour lequel je n'étais pas formée. Ainsi, j'allais devoir « faire avec » mon métier d'origine, mais surtout j'allais devoir apprendre à m'en défaire pour appréhender le nouveau. J'étais dans ce que Sibony (1991) appelle « l'entre-deux » puisque « l'origine est quelque chose qui vous relance tout en vous demandant d'y revenir » (p. 56). Dans une démarche de recherche partant de ce constat personnel, mon questionnement porte sur la construction de l'identité professionnelle du FFCS. Par une approche compréhensive, j'ai tenté d'identifier les facteurs intervenants dans l'aboutissement ou non du projet professionnel.

2. Repères méthodologiques

La réalisation d'une enquête qualitative auprès des professionnels ayant fait l'expérience de faisant fonction a permis d'éclairer les difficultés rencontrées durant leur parcours. Il s'agit d'une recherche inductive puisque la problématisation et la conceptualisation se sont élaborées pendant le recueil et l'analyse des données.

Quatre entretiens non-directifs (Blanchet et Gotman, 2015) ont été menés auprès d'un FFCS en poste depuis un mois, d'un infirmier qui a exercé deux ans en tant que FFCS mais qui a mis fin à sa mission, d'un étudiant cadre de santé et d'une cadre de santé nouvellement diplômée. Ces professionnels se retrouvent à des étapes différentes de leur parcours de professionnalisation : la mise en fonction, l'entrée en formation et la prise de poste après la diplomation. Ces entretiens ont permis de recueillir leur expérience vécue à des étapes clés de ce parcours, offrant une prise de recul sur le chemin parcouru pour devenir cadre de santé.

Cette analyse qualitative (Paillé et Mucchielli, 2005) a été complétée par une exploration des stratégies mises en place par les directions des établissements de santé pour répondre au manque d'attractivité du métier de cadre de santé et pour soutenir le projet professionnel de ces agents en quête d'évolution de carrière. Des entretiens semi-directifs ont été réalisés auprès des acteurs ayant la responsabilité de la gestion des compétences dans les hôpitaux – le Directeur des Soins Infirmiers (DSI) et le Directeur des Ressources Humaines (DRH) d'un même établissement – afin de saisir le rôle de chacun dans l'accompagnement à la professionnalisation du futur cadre de santé, mais aussi, de bénéficier de leur regard sur les dispositifs de constitution et d'accompagnement de « vivier cadre » dans les établissements de santé.

3. Les facteurs influençant la construction identitaire

L'analyse des entretiens a permis d'identifier six catégories conceptualisantes influençant la construction identitaire : le projet professionnel, la représentation du métier, la formation, l'environnement, la rupture et la reconnaissance.

3.1. Le système hospitalier et son environnement

Les enquêtés témoignent tous d'un environnement mouvant et instable lié aux réformes successives du système de santé et aux difficultés de gestion des ressources humaines dans les établissements (l'absentéisme, les postes vacants, le manque de personnel d'encadrement, la mobilité des agents et l'absence de remplacement des professionnels en formation) : « *Y'avait tellement de mouvement que quand je suis parti du pôle de chirurgie [après deux ans], j'étais le plus ancien "cadre" du pôle et donc je n'ai pas envie de dire que tout reposait sur moi mais j'étais sollicité surtout parce que j'avais une vision et des connaissances sur tout ce qui s'était passé sur les deux ans* » (étudiant cadre de santé). Ces mouvements du personnel et les réorganisations récurrentes demandent une adaptation permanente et peuvent être ressentis par les faisant fonction comme une incertitude identitaire, c'est-à-dire que : « des sentiments de flou et de doute sont générés par son devenir incertain dans une organisation en profond changement » (Kaddouri, 2016, p. 72).

Dès lors, dans l'idée que la connaissance de l'environnement permet de mieux appréhender le contexte dans lequel les professionnels de santé évoluent, il est essentiel de revenir sur l'évolution du système de santé et les changements qu'il a subis.

La transformation du système hospitalier au 20e siècle

Après une période faste, de l'après-Seconde Guerre mondiale jusqu'aux années 70, le système public hospitalier se développe par une technicisation du travail médical, se spécialise par services et se professionnalise, générant une division du travail accrue entre les catégories de personnel (création des métiers, formation de professionnels, etc.) (Domin et Clément, 2009). À partir des années 80, une politique de réduction des dépenses publiques et d'ouverture à la concurrence s'est installée en France. L'hôpital public n'y a pas échappé et s'est vu imposer une logique managériale reposant sur le triptyque rationalisation / performance / évaluation. Des décisions politiques en faveur d'une maitrise des coûts de la santé incitent l'hôpital à être géré comme une entreprise. C'est ainsi que l'État, les régions et les départements, chacun dans leur domaine de compétences, se sont engagés dans une recherche de régulation des coûts et un accroissement de l'efficience entrainant une transformation de l'hôpital public. Cette transformation impacte fortement l'organisation et les conditions de travail des professionnels de santé. Comme tous les professionnels qui doivent s'adapter à ce nouveau paradigme, les cadres de proximité, en première ligne de l'organisation, se retrouvent à devoir porter la rationalisation managériale, en étant garants de la mise en œuvre des différentes réformes dans le travail au quotidien. Comme le soulignent Chéronnet et Gadéa (2009), « la Direction entend leur faire jouer le rôle de relais des principes gestionnaires de la nouvelle gouvernance » (p. 80), entrainant une évolution de leurs missions.

D'une logique soignante à une logique gestionnaire

Les directions des hôpitaux cherchant à faire passer ces réformes auprès des soignants s'appuient sur le personnel encadrant infirmier qui présente un double potentiel pour servir leurs stratégies : issue du centre opérationnel, cette catégorie de professionnels bénéficie d'une expertise en tant que soignant et tient une place centrale au sein de l'organisation (entre la direction, les médecins et le centre opérationnel).

Pour profiter de cette expertise, les institutions ont proposé un mode de « fabrique des cadres » (Schweyer, 2011) permettant aux infirmiers de s'engager dans un processus de professionnalisation et d'évolution vers le métier de cadre. Cependant, le développement des postes de faisant fonction dans les établissements de santé est devenu une solution pour occuper des postes vacants de cadre de santé à moindre coût et répondre au manque d'attractivité du métier. Ainsi certains postes ne sont pas pourvus, comme l'explique la jeune cadre de santé : « *[Le poste auquel j'ai été affectée] était mis à la bourse d'emploi vacant mais il n'était pas pourvu* ».

Ces difficultés à recruter des cadres de santé sont liées aux choix et stratégies politiques du système de santé, notamment aux restrictions budgétaires. Cette situation est reconnue dans le Rapport De Singly (2009) : « La systématisation des "faisant fonction de cadres", selon l'appellation consacrée et discutable, qui devrait permettre de tester en "grandeur réelle" des capacités à encadrer, apparaît plus souvent comme la conséquence d'une difficulté à recruter des cadres que comme l'effet d'une politique de détection de potentiels de cadres » (p. 48).

Toutefois, le terme de « cadre apprenant » utilisé par certains établissements permettrait « de mettre fin à la position bancale de faisant fonction de cadre » (De Singly, 2009, p. 48). Ce terme souligne l'importance de repositionner l'individu dans un processus de formation au sein d'une organisation puisque, selon Le Boterf (1995), la réussite en formation ne résulte pas uniquement de la capacité de l'individu, ici du FFCS, à exercer ses nouvelles missions, mais également des conditions de travail proposées par l'organisation.

L'hôpital : un système complexe

Comme nous l'avons évoqué précédemment, l'environnement dans lequel évolue le cadre apprenant est en perpétuel mouvement. Mais alors pourquoi l'hôpital subit-il autant de changements ?

Robbins (2014) qualifie le système hospitalier comme un « *système ouvert* », c'est-à-dire qu'il interagit avec son environnement. Pour Von Bertalanffy (1968, cité par Bernoux, 1985), un système est « un ensemble d'éléments interdépendants, c'est-à-dire liés entre eux par des relations telles que, si l'une est modifiée, les autres le sont aussi et que, par conséquent, tout l'ensemble est transformé » (p. 160-161). Dès lors, si l'environnement externe (la société, les politiques publiques, etc.) est modifié, alors le système hospitalier s'adaptera en proposant de nouvelles organisations en réponse à ces modifications.

Avec Morin (2005), on peut considérer le système hospitalier comme un système complexe de par les activités qui s'y réalisent, car elles sont imprévisibles dans la durée, le temps et le résultat, et variables dans la manière de les réaliser. Par exemple, la durée de la prise en charge de certaines pathologies est non anticipable. L'activité de soins est soumise à différents facteurs et les effets indésirables ne sont pas planifiables dans le temps. Selon cet auteur, les organisations doivent, pour résister, rétablir de l'ordre (tout ce qui est stable, constant, invariable, probable, programmable, répétitif) en structurant leur environnement interne pour faire face au désordre (tout ce qui est imprévisible, aléatoire, inattendu, déviant). Ces notions d'ordre et de désordre sont antagonistes mais complémentaires dans le maintien de l'organisation. De ce fait, « la force d'une entreprise n'est pas alors dans sa capacité d'adaptation mais dans son aptitude à mettre en place un modèle d'organisation stable » (Cordelier et Montagnac-Marie, 2008).

Dès lors, les stratégies déployées par les établissements de santé servent à maintenir l'équilibre interne de leurs organisations tout en s'adaptant, comme le montrent les nombreuses transformations qu'a subies le système de santé publique. Par conséquent, le métier de cadre de santé évolue. La mise en place de ces décisions stratégiques relève des missions du cadre de santé, et lui demande une capacité d'adaptation permanente aux évolutions de la société. Le FFCS souhaitant changer de métier navigue dans ce système complexe.

3.2. L'entrée en fonction, une représentation idéalisée du métier de cadre

Si l'investissement des infirmiers souhaitant devenir cadre et la délégation d'activités par leur hiérarchie permettent de découvrir différentes facettes du métier ainsi que les conditions d'exercice du cadre de santé, les entretiens ont révélé une représentation idéalisée du futur métier.

La cadre nouvellement diplômée explique l'écart entre la représentation de la fonction et la réalité qu'elle a vécue : *« j'avais l'habitude en tant que soignant d'avoir des prescriptions médicales, d'avoir une journée type, un peu à suivre avec les patients, et là on se retrouve, qu'est-ce qu'on doit faire aujourd'hui, les premiers jours, c'est quoi le plus urgent ? qu'est-ce qu'on demande aujourd'hui ? qu'est-ce que je dois faire ? »*. Cet extrait révèle la méconnaissance d'une partie du travail du cadre, celle d'agir souvent en urgence. Cette situation peut paraitre paradoxale étant donné que les infirmières travaillent en étroite collaboration avec les cadres lors de différents projets. La méconnaissance du travail de l'autre renvoie à la notion de « travail invisible » (Bourret, 2006) et au fait que le travail du cadre n'est rendu visible que lorsqu'il n'est pas réalisé (Lhuilier, 2005).

Par ailleurs, l'immersion dans la nouvelle fonction est graduelle : « C'était commencer de zéro, c'était déjà une nouvelle fonction, c'était un nouvel environnement de travail, c'était des nouveaux collègues, un nouveau réseau à créer » (cadre de santé nouvellement diplômée). Ainsi, l'individu s'identifie progressivement au groupe de référence et sa nouvelle fonction lui permet d'investir au fur et à mesure les tâches quotidiennes tout en s'appropriant les attitudes attendues. Il ne s'agit pas d'un basculement automatique d'un groupe d'appartenance, celui des infirmières, à un groupe de référence, celui des cadres, mais d'un cheminement tout au long du parcours de professionnalisation incluant la mise en fonction et l'entrée en école de cadre :

> *« [...] ça été une expérience très formatrice pour moi, parce que ça m'a permis vraiment de découvrir l'étendue de la fonction cadre. J'avais avant, comme quand on attend un enfant, on dit le bébé imaginaire, moi je dis la fonction imaginaire. On va dire que j'imaginais des choses, il y en a qui se sont révélées vraies, y en a qui se sont révélées fausses. Cela m'a permis de cheminer dans ma fonction et d'avoir maintenant une prise de poste sur mon vrai poste, beaucoup plus sereine »* (cadre de santé nouvellement diplômée).

En effet, les nouvelles missions qui lui sont confiées, de l'ordre du management (gestion des plannings, gestion des conflits, conduite de projet, etc.), imposent un positionnement professionnel que le faisant fonction va se construire au fur et à mesure de son parcours, mais également que l'institution va lui permettre d'occuper (Portal, 2012).

Le cadre de santé tuteur ou les pairs ont également un rôle important dans ce processus de professionnalisation. Ils contribuent à construire une vision plus juste du métier et dépasser l'image idéale représentée par l'individu : « c'est la découverte de la "réalité désenchantée" du monde professionnel qui ne doit intervenir ni trop tôt ni trop tard pour ne pas être traumatisante » (Bordes, 2013, p. 297).

La prise de conscience de ses nouvelles missions et de son nouveau rôle nécessite d'engager une transformation de son ancien soi vers un futur soi. Dès lors, pour mener à bien son projet professionnel, le sujet s'engage dans un processus de transformation identitaire.

Ainsi, lors de son parcours pour devenir cadre de santé, le sujet va connaitre plusieurs moments de transition qui vont amener les différentes formes identitaires à s'élaborer, se construire et s'actualiser sans cesse dans les interactions entre les individus, les groupes et les institutions dans un système complexe.

3.3. Projet professionnel et projet identitaire

Chaque individu possède sa propre identité, elle est unique, ce qui lui donne sa singularité. Pour Dubar (2000), l'identité repose sur 3 dimensions :

- le « Moi », correspondant à la structure de base de la personnalité ;
- le « Nous », c'est-à-dire comment le « je » se situe dans le groupe « Nous » auquel il s'identifie ;
- « Autrui », représentant comment les « autres » le voient.

Selon cet auteur *« il n'y a pas d'identité du Je sans identité du Nous »*, le « Nous » représentant le pôle social et le « Je » le pôle individuel. Ici, l'identité est donc liée à la perception qu'a le cadre de lui-même au regard d'autrui : supérieur hiérarchique, collègues cadres, agents, etc. « Ce regard que portent les autres sur moi » peut être vécu comme « une dualité de l'identité », puisque « Je ne puis jamais être sûr que mon identité pour moi-même coïncide avec mon identité pour Autrui » (Dubar, 2000, p. 108).

Cette dualité entre l'identité pour soi – celle que l'individu revendique, selon ses valeurs personnelles reposant sur un processus biographique – et l'identité pour autrui – celle que les autres lui attribuent – repose sur un processus relationnel.

Ces identités sont à la fois inséparables et liées, s'agissant pour l'individu, d'une part, de se reconnaitre (identité pour soi) et, d'autre part, de se faire reconnaitre (identité pour autrui). Relativement à Dubar, Kaddouri (1996) préfère la notion de *« dynamique identitaire »* à la notion d'identité. Lui reconnaissant le pouvoir de se développer, l'identité n'étant pas figée, il s'intéresse à la manière dont elle se construit et se déconstruit en continu.

Dans le contexte du travail, la socialisation professionnelle permet au sujet d'acquérir des savoirs spécialisés en s'identifiant au groupe professionnel d'appartenance. Ainsi, il adhère à des valeurs et des normes du groupe, et inscrit son histoire dans l'histoire collective. Marc (2005) identifie cinq besoins identitaires à satisfaire pour appartenir au groupe que l'on retrouve dans les propos des enquêtés.

- « Le besoin d'exister » se traduit par le besoin de reconnaissance par les autres. Si la reconnaissance du patient est un élément incontournable pour les infirmiers, les faisant fonction aspirent désormais à une reconnaissance de l'équipe et de la hiérarchie : « *il y a la reconnaissance de l'équipe, la reconnaissance des autres personnes comme le cadre supérieur, de sa hiérarchie* » (cadre de santé). Cet extrait révèle la diversité des sources de reconnaissance pour un cadre.
- « Le besoin d'intégration » repose sur le sentiment d'appartenir au groupe, en assimilant des valeurs et des normes communes : « *quand j'étais infirmier, les cadres s'appuyaient déjà pas mal sur moi pour des petites choses. Je gérais avec elles, tout ce qui était commandes, et gestion de l'équipe. Elle s'appuyait sur moi pour tout ça* » (FFCS).
- « Le besoin de valorisation » s'oriente vers la sensation de renvoyer une image positive de soi au regard des autres. Ainsi les sollicitations du supérieur hiérarchique sont interprétées comme des signes de reconnaissance et de valorisation de l'effort qu'implique la transition identitaire : « *La Direction parfois m'appelait directement parce que j'étais le mieux à même à répondre à leurs questions* » (étudiant cadre de santé) ;
- « Le besoin de contrôle » s'appuie sur la maitrise des émotions et de l'affirmation de soi. Ainsi, l'infirmier ayant interrompu son parcours de cadre explique la pression qu'il s'imposait afin de montrer une « *bonne* » image de lui à la direction. Ce professionnel indique le temps consacré à la relecture de ses mails ou des rapports avant l'envoi : « *J'avais vraiment besoin de recontrôler mon travail pour rendre une copie propre dès le matin. [...] je ne voulais pas qu'il y ait de mauvais retours sur ma nuit. Et donc, j'ai plus perdu du temps à me relire* ».
- « Le besoin d'être singulier », en se différenciant des autres, s'exprime à travers différentes expressions telles que : « *j'ai ma propre conception du travail* » (infirmier) ; « *la reconnaissance, c'est d'être reconnue même quand on n'est pas d'accord* » (cadre de santé).

La socialisation au métier s'établit dans les interactions avec autrui et l'expression des besoins, désirs et valeurs de l'individu au sein du collectif de travail. C'est dans une quête d'accomplissement de ces cinq besoins que le projet professionnel va évoluer.

Dans le processus de socialisation, le sujet prend conscience qu'il y a une distance subjective et objective entre :

- son soi actuel et son soi futur, révélant une insatisfaction ;
- s'activité exercée et celle que l'on voudrait exercer, suscitant une frustration :
- les compétences acquises et celles attendues dans l'exercice de la fonction envisagée, provoquant une intention d'agir.

Ainsi, le projet professionnel regroupe le « projet d'avoir » et le « projet d'être » (Kaddouri, 2002). Dans le premier, la personne cherche à posséder un objet, le diplôme de cadre de santé qui permet d'occuper un poste de cadre, et en outre, un diplôme de niveau Master en déployant un mode opérationnel d'actions tout au long des différentes étapes du parcours d'évolution, depuis l'entrée dans le « vivier cadre de santé » jusqu'à l'obtention du diplôme. Dans le second, l'individu cherche à devenir un cadre de santé et accéder à une catégorie socio-professionnelle supérieure, correspondant davantage à un projet de vie. Ces deux projets sont fortement liés puisqu'« en référence à son projet d'être, il sélectionne les projets d'avoir à conduire » et « cette identité idéale du soi va le stimuler dans son projet d'avoir » (Kaddouri, 2002, p. 34).

Pour cela, le futur cadre de santé emprunte un chemin partant de son « identité réelle », celle d'infirmière, vers une « identité visée », c'est-à-dire « ce qu'une personne voudrait être et faire de soi dans le futur, la manière dont elle voudrait se définir et se reconnaitre elle-même ainsi que la manière dont elle voudrait être définie et reconnue par les autrui significatifs » (Kaddouri, 2019, p. 107), ici cadre de santé.

Pour opérer cette transition, le futur cadre va devoir confronter ses connaissances antérieures à de nouvelles situations professionnelles et les ajuster pour mobiliser les compétences nécessaires à son nouveau métier. Mais cette projection vers le futur a débuté bien avant son engagement dans le parcours. En effet, ce qui ressort des entretiens est l'implication de ces professionnels dans leur institution. L'ensemble des enquêtés font preuve d'une capacité à assimiler de nouvelles connaissances, d'une volonté à améliorer leurs pratiques, à réactualiser leurs savoirs et savoir-faire dans la prise en charge des patients et à évoluer. Cette motivation à s'intéresser, à participer aux projets impulsés par la hiérarchie et à s'impliquer dans les groupes de travail leur permet de se distinguer des autres, « d'aller au-delà de l'endroit où demeurent les autres» (Coudray, 2006, p. 127), et ainsi s'approcher du groupe auquel ils souhaitent appartenir.

Mais comme le souligne Thévenet (2014, p. 196), cet investissement est possible si trois conditions sont réunies :

> « La cohérence : l'organisation doit envoyer des messages dans lesquels je me projette, qui sont réalisables et que je comprends
> « La réciprocité : je m'investis mais j'attends en retour qu'elle me permette d'évoluer
> « L'appropriation : je me reconnais dans ce projet, il peut devenir le mien. Je réconcilie mon idéal à un réel, cette expérience devient la mienne ».

L'existence de filières promotionnelles internes permet d'intégrer un parcours professionnalisant de faisant fonction pour devenir cadre de santé. Ce parcours permet d'assurer certaines tâches et missions de cadre – « *je négociais avec les chirurgiens, les anesthésistes, je gérais un peu les équipes sans être cadre* » (étudiant cadre de santé) – et ainsi acquérir un langage, des règles et des valeurs appartenant au groupe de référence. Ce processus relève de la « socialisation anticipatrice », décrite par Merton (1965) comme « un mécanisme d'assimilation des valeurs ».

Cette transition professionnelle suppose alors de prendre en considération deux dimensions : une dimension identitaire de nature subjective et une dimension compétence de nature objective. L'individu, en changeant de statut, va faire évoluer son identité personnelle et professionnelle, mais l'institution va également demander à la personne d'acquérir de nouvelles compétences, essentiellement de l'ordre du management, pour faire face à de nouvelles situations de travail.

3.4. La formation : un espace de transaction

Dans cette partie, nous allons identifier ce qui a aidé les cadres apprenants à se former en situation de travail, mais aussi les stratégies mobilisées pour répondre aux attentes institutionnelles et pallier l'absence de formation préalable à l'exercice du métier.

Cette absence de formation, caractéristique de la position de faisant fonction, suscite un état d'inconfort psychologique (Kaddouri, 2016) comme le révèle cet extrait : « *c'était beaucoup de peur aussi de se dire qu'hier en fait j'étais infirmière dans un service où j'étais experte, où je maitrise le travail, et du jour au lendemain, je me retrouvais dans une fonction que je n'ai jamais exercée* » (cadre de santé).

En effet, il y a une différence entre la formation initiale des infirmières et la formation continue pour devenir cadre. Les études en soins infirmiers prévoient une alternance entre des périodes d'acquisition de connaissances théoriques suivies par des périodes de stage en permettant la mise en application pratique des savoirs et la construction des savoir-faire. Or, la période d'apprentissage du métier de cadre de santé débute sur le tas, sans formation théorique, par l'acquisition d'une expérience professionnelle comme faisant fonction durant de quelques mois jusqu'à 3 ans.

Le fait d'assumer des tâches et des missions d'encadrement sans avoir les connaissances et les savoirs préalables incite le débutant à agir par ses propres moyens et à les construire. C'est une période d'apprentissage par immersion dans le milieu professionnel où le professionnel agit en imitant ses collègues cadres ou en tâtonnant : « *Je n'ai pas pu bénéficier de transmissions précises sur le service, j'ai repris un peu en fouillant dans les dossiers, et comme je n'avais pas toutes les infos, j'ai dû me débrouiller un peu par moi-même à ce moment-là* » (étudiant cadre de santé). Dans cette situation, l'expérience est celle « d'un sujet que les évènements acculent à agir avec les moyens du bord et à "se bricoler" des actes dans l'ici et le maintenant. Ses stratégies, loin d'être anticipatrices et calculées, sont émergentes (des) et contingentes aux situations vécues » (Kaddouri, 2019, p. 25).

Dès lors, la formation en situation de travail a pour objectifs l'acquisition de nouvelles connaissances et compétences, et génère une prise de conscience de l'image du soi actuelle qu'il va falloir modifier. Se former au travail devient alors une stratégie pour l'individu afin de réduire l'écart entre les compétences actuelles et celles attendues dans la nouvelle fonction. Pour cela, le débutant mobilise plusieurs stratégies.

Le manque d'expérience ou de formation à l'encadrement amène l'individu à procéder par mimétisme, par observation. Comme le souligne l'infirmier, « *j'étais dans l'observation, puisque j'étais doublé les premières nuits. L'idée était de profiter de voir comment ma collègue cadre gérait les situations* ».

La lecture des protocoles et des procédures contribue à acquérir des savoir-faire procéduraux en termes de législation définie par l'institution ou par les hautes instances (ex. déclaration de fugue d'un patient, conduite à tenir face à une situation préoccupante, etc.)

Les interactions avec les équipes et les pairs représentent des occasions pour identifier les personnes-ressources pour obtenir des informations utiles relatives à l'organisation du travail et à la spécificité du service. Le propos de l'étudiant est en ce sens évocateur : « *ce que je retiens de cette période-là c'est que les équipes étaient très aidantes, elles venaient dans mon bureau [...] et j'avais fait des plannings et ils regardaient "ah oui mais là ça ne va pas aller, on va faire ça, on va modifier ça"* ». Le savoir expérientiel des autres cadres agit comme un « effet écho, c'est-à-dire que l'expérience de l'autre vient enrichir la sienne » (Glée et Scouarnec, 2009, p. 8). Le savoir professionnel se construit aussi dans le travail de l'expérience avec les pairs : « *c'était une fonction où on pouvait aussi être seul. D'où le groupe de cadres qui était important. C'était aussi important de trouver des moments pour pouvoir discuter de ces situations* » (cadre de santé). Le futur cadre réfléchit sur son action, prend du recul, et analyse les situations vécues avec les autres.

Une autre stratégie du débutant est de se fier à son intuition lors de l'organisation de son travail et des prises de décision. L'infirmier évoque cette recherche de solutions pour gérer son équipe : « *j'ai jugé utile de faire tourner les agents [dans les différentes unités du service] tous les mois. Ma volonté propre, c'était de créer une concurrence entre eux [...] parce que ça leur donnait envie de montrer qu'ils étaient capables de faire le job, de rendre un service nickel* ». Si l'action peut se satisfaire parfois des intuitions, des dons personnels du professionnel (Morin, 2005) sans se résumer à cela, elle peut se lire comme occasion d'acquérir de nouvelles compétences : « faire sans savoir ce que l'on sait, c'est se donner une chance de découvrir dans ce que l'on a fait quelque chose que l'on ne savait pas » (Bourdieu, 1984, cité par Le Boterf, 1995, p. 66).

Dans le cadre de la formation en IFCS et à l'université, l'étudiant bénéficie des séances d'analyse de situations de travail. Comme le souligne Fernagu-Oudet (2007), « le retour d'alternance est une démarche de formation à part entière, seulement lorsque le stagiaire est mis en situation de prendre du recul sur ses actes, et sur ce qui les fonde, sur le pourquoi du comment de ses choix d'action, de se déprendre du travail, voire de rendre explicite l'implicite de ses actes » (p. 79). C'est ainsi que la formation vient compléter l'apprentissage sur le tas en permettant au futur cadre une analyse réflexive des situations vécues.

Tout au long de son parcours, le futur cadre est donc accompagné par trois types d'acteurs :

- les socialisateurs hospitaliers qui représentent les pairs comme les tuteurs, les collègues cadres rencontrés dans l'institution ou lors des stages ;
- les socialisateurs formateurs, c'est-à-dire les formateurs de l'institut de formation des cadres de santé ;
- les socialisateurs universitaires, les enseignants-chercheurs dans le cadre de la formation universitaire.

Les stratégies d'apprentissage mobilisées par les débutants envisagent « d'accommoder l'identité pour soi à l'identité pour autrui » par des transactions externes en vue de « trouver un équilibre entre l'identité héritée et l'identité visée » par des transactions internes » (Kaddouri, 2019, p. 23).

La prise de conscience de ses nouvelles missions et de son nouveau rôle nécessite d'engager une transformation de son ancien soi vers un futur soi et passe souvent par une rupture.

3.5. La rupture : un futur soi possible

La rupture caractérisée par un avant et un après est indispensable pour la transition professionnelle : *« J'avais le sentiment d'être infirmière le vendredi et cadre de santé le lundi. Cette transition m'a paru brutale et je l'avais surtout sous-estimée »* (extrait du journal de bord). Cette transition consiste en une prise de « distance de rôle » incluant une « disjonction » entre une identité réelle et une identité visée, et engendrant de la solitude, accentuée par un double sentiment de « non appartenance » au groupe initial (Goffman, 1963) puisque le faisant fonction n'occupe plus la fonction d'infirmière mais celle de cadre de santé.

Cette situation évoque un « no man's land du sens » (Dubar, 2000), c'est-à-dire un désert où le sujet doit désapprendre toutes ses croyances pour se construire. Ce vide peut être un moment délicat que le sujet peut ne pas surmonter ou, au contraire, dépasser en réussissant à clarifier la place de sa nouvelle identité par rapport à l'ancienne. Dès lors, cette rupture passe par le changement de pratiques professionnelles, qui étaient de l'ordre des soins, à de nouvelles pratiques, de l'ordre du management : « il lui faut s'éloigner des patients, abandonner les soins techniques et relationnels. Ces transformations se manifestent dans l'occupation de l'espace : le faisant fonction délaisse les chambres, les offices, les pharmacies pour occuper un bureau doté d'un ordinateur » (Divay, 2018, p. 51). Cela implique de changer de rôle, d'abandonner des habitudes et d'apprivoiser une nouvelle façon de penser et d'opérer un compromis « entre l'ancien soi et le nouveau soi-même ». C'est pourquoi il lui faudra ajuster les compétences acquises antérieurement aux nouvelles situations de travail.

Ce manque de connaissances suscite chez le faisant fonction la crainte de ne pas maitriser certaines situations et que sa place soit remise en cause : *« Ça y est je suis dans le bureau, par quoi commencer ? Qu'est-ce qu'il faut faire pour débuter ? Faut aller voir l'équipe ? Il y a l'ordinateur, qui est là, qu'est-ce que je dois faire ? Je me suis sentie pendant on va dire la première demi-heure un peu perdue »* (cadre de santé).

C'est donc aussi une peur d'échouer dans les nouvelles fonctions. Cette impression semble liée au fait qu'ils estiment que l'on attend d'eux d'être réactifs et que la sollicitation n'est pas une option. Or, être compétent réside davantage dans la capacité à : « demander des informations sans craindre de ne pas paraitre "à la hauteur", de "perdre la face" socialement » (Le Boterf, 1995).

Cette position procure au faisant fonction une identité instable, puisqu'il est tributaire de la reconnaissance de son nouveau soi par les autrui significatifs.

3.6. La reconnaissance : une identité virtuelle revendiquée

La reconnaissance dans le travail est attendue, dans le sens d'être reconnu par l'institution, la hiérarchie, les équipes, mais également se reconnaitre dans ce que l'on fait, c'est-à-dire agir en préservant ses valeurs. Comme le précise Clot (2010), « au travail, il ne suffit pas d'être reconnu par quelqu'un. Encore faut-il se reconnaitre dans quelque chose comme une histoire commune. Il n'y a pas de bien-être sans bien faire » (p. 195). Ainsi, la reconnaissance donne une forme de légitimité consolidée par un sentiment d'efficacité (Piot, 2018) et est également une condition incontournable pour et dans la construction des identités au travail, entre une identité virtuelle revendiquée et une identité réellement reconnue (Sainsaulieu, 1977). La reconnaissance passe également par un soutien de l'institution, des supérieurs hiérarchiques, pour obtenir ce nouveau positionnement tout au long de la transition professionnelle (Zarifian, 1999), renforcé par le regard sur soi mais également par le regard que l'autre porte (Kaddouri, 2019).

Dès lors, cette reconnaissance peut venir d'un autrui significatif, parmi les pairs, les équipes, les tuteurs ou encore la direction, ce qui aide à conforter cette nouvelle identité. Cependant, « le désaccord entre les qualités que l'individu s'attribue à lui-même et ce que l'autre lui attribue peut être à l'origine de sentiments de profonde souffrance » (Kaddouri, 2019, p. 23). Comment le souligne l'infirmier, ce désaccord peut entrainer une image de soi perturbée et amener à une crise identitaire : « *J'ai ressenti une lassitude dans mon travail, un manque de compréhension de la part de la Direction (...) et surtout le sentiment qu'on n'était pas sur le même rythme de travail* ». L'absence de signes de reconnaissance engendre alors un doute sur ses capacités à exercer les missions confiées, de la culpabilité et de la désillusion.

Dans ces cas, la notion de crises identitaires apparait puisqu'« elles perturbent l'image de soi, l'estime de soi, la définition même que la personne donnait de soi à soi-même » (Dubar, 2000, p. 167). Les tensions identitaires surviennent lorsqu'il existe des éléments contradictoires ou concurrents entre les identités plurielles, comme en témoigne l'infirmier : « *dans l'exercice de la fonction, en elle-même, cette bureaucratie, qui envahit notre propre téléphone portable et notre intimité permanente me gonflait et ne m'intéressait même plus. Et donc le fait de revenir aux soins, remettre, on va dire, les choses dans l'ordre, repartir sur des axes cohérents. C'était ce que j'avais besoin de retrouver pour l'instant, ça se passe bien [...] Que du bonheur parce que je ne me retrouvais plus dans cette fonction, je me sens utile, et méritant de mon salaire* ». Dans ce cas, la tension identitaire se situe à deux niveaux *:*

- « Entre Soi/Soi », entre un « soi » actuel (image de soi tel qu'il est, un infirmier qui exerce des fonctions de management sans en avoir le diplôme), un « soi » idéal (image de soi qu'il voudrait être, un cadre formé et reconnu comme tel par l'institution) ;
- Entre les différents groupes d'appartenances, c'est-à-dire entre le groupe d'appartenance des infirmiers dont il faisait partie et celui de référence des cadres, auquel il n'appartient pas encore (Bourgeois, 2006).

Cette tension porte aussi sur « le point de vue sur soi » (Higgins, 1987, cité par Bulliard, 2015), entre le Soi personnel (celui que ce professionnel a sur lui-même et son travail, notamment l'absence d'utilité des tâches d'encadrement) et le Soi par des autrui significatifs (celui que le professionnel attribue à sa hiérarchie, notamment en dénonçant l'intrusion du monde professionnel dans sa vie personnelle).

Finalement, l'inadéquation entre les objectifs du sujet et ceux de l'institution peuvent déstabiliser l'individu. Kaddouri (2019) observe « la confrontation entre deux personnes concernant l'orientation identitaire de l'une d'elles. Le projet de soi pour soi et le projet de soi pour autrui sont incompatibles et entrent en tension » (p. 22). Cela peut illustrer les propos de l'infirmier portant sur son expérience de faisant fonction de nuit : « *je ne me suis pas retrouvé du tout dans cette fonction-là, en tout cas de nuit, je n'ai pas eu la possibilité de travailler de jour, toujours des choix de la Direction* ». Lorsque ces tensions identitaires sont trop importantes, elles peuvent aboutir à une prise de décision excluante, c'est-à-dire renoncer à un soi futur puisque « toute socialisation professionnelle est aussi sélection et donc virtuellement exclusion » (Dubar, 2000, p. 172).

Les stratégies identitaires visent donc à combler un écart entre des identités, tout en maintenant une cohésion identitaire. Cependant, lorsque le degré d'incompatibilité entre les différentes identités est trop élevé ou que le sujet manque de ressources pour y faire face, l'image de soi peut s'en trouver perturbée.

Les identités sont multiples et en évolution constante. Elles sont le résultat de la socialisation dans le sens où elles se construisent par les interactions avec l'environnement. De fait, dans ce système complexe, être faisant fonction, c'est devoir faire face à une nouvelle situation professionnelle qui réclame de nouvelles compétences ainsi qu'une évolution de l'identité professionnelle. Et le projet d'évolution de carrière par la fonction cadre de santé va dépendre des ressources mises à disposition et du soutien de l'institution.

4. Les stratégies institutionnelles d'accompagnement à la professionnalisation

Les établissements de santé font donc face aux tensions qui persistent sur le marché de l'emploi des métiers de la santé, en particulier dans la filière infirmière. Pour les acteurs de la gestion des parcours et carrières dans les établissements, on constate différents enjeux pesant sur la professionnalisation des cadres de santé.

Le premier enjeu est celui de l'attractivité. Le DRH interrogé considère que le recrutement des cadres de santé est de plus en plus difficile, à cause de la spécificité du métier et notamment de la pénurie des soignants : « *on a un turnover fort qui s'installe au niveau des cadres* ». L'évolution des missions du cadre joue un rôle dans cette situation : *« tout le management par la gestion de projet du système sanitaire, créer des métiers de cadres qui vont être des gestionnaires de projet, et non pas manager d'une équipe soignante »*. Or, l'enjeu pour les directions est de recruter des cadres pour faire fonctionner l'organisation et manager les équipes. Par conséquent, on assiste à une augmentation du nombre de postes vacants et donc une diminution des critères de sélection, d'où « *la nécessité de suivre encore mieux le jeune cadre débutant* » (DRH).

Le second enjeu est celui de la fidélisation. L'idée étant que les collaborateurs recrutés s'engagent pour une durée compatible avec la temporalité des projets stratégiques, garant de la stabilité générale des institutions. Un des leviers de la fidélisation est la promotion interne des professionnels : « *très clairement, si vous ne faites pas de promotion interne, vous bloquez les perspectives de carrière. Donc vous conduisez vos bons éléments à être démotivés* » (DSI – directeur des soins infirmiers). La détection des potentiels et l'accompagnement des projets professionnels amènent à construire des parcours d'évolution souvent cadrés par une démarche contractuelle et d'engagement, dans une logique de fidélisation. Ainsi, le DSI souligne l'importance de la reconnaissance du statut : « *La chose pour laquelle je m'engage par contre, c'est que le concours sur titre soit fait tout de suite au retour de formation, pour pouvoir les reconnaitre cadre de santé tout de suite* ».

Cependant, la valorisation des professionnels peut prendre des formes très différentes. Si l'accompagnement des projets professionnels vers des fonctions supérieures est un des leviers, d'autres formes, comme l'intégration aux processus décisionnels, à travers la contribution à l'élaboration de projets ou la prise de responsabilités dans la conduite de projets peuvent être mises en place : « *c'est d'avoir des responsabilités et d'être en mesure de les mettre en œuvre* » (DRH).

Un élément majeur de la stratégie de gestion des ressources humaines, selon les deux directeurs interrogés, est la *« qualité des profils »* des candidats. Le dispositif d'accompagnement à la professionnalisation du faisant fonction comprend une période d'immersion de quelques jours (2-3) auprès d'un cadre, la mise en place d'un tutorat et l'accès à des formations en management. D'après ces enquêtés, ce dispositif doit être structuré à tous les niveaux (service de soins, du pôle, etc.), avec un rôle défini pour chaque acteur. Le parcours de professionnalisation doit être sécurisé par un tutorat par des pairs, par des évaluations permettant de cibler le potentiel du candidat, d'identifier ses difficultés pendant la période de faisant fonction et de mesurer le « *degré de maturité* » avant de partir en formation préparatoire au concours d'entrée à l'IFCS et en formation de cadre : *« moi, j'ai déjà repoussé des départs à l'école, des départs en prépa, parce que je considérais que la personne devait progresser sur certaines choses. Parfois c'est travailler l'écrit, parce qu'on sait qu'après pendant la prépa et pendant l'école, ça sera exigeant et du coup on va mettre la personne en difficulté »* propos recueilli par le DSI. Finalement, il s'agit plutôt d'un problème d'intégration progressive dans la fonction qu'un problème de recherche et de sélection des candidats.

Cependant, le départ en formation ou la succession des faisant fonction dans le même service peut fragiliser l'équipe. Pour cela, il faut « *je dirais, essayer de trouver dans certains services de la stabilité, parfois on a un peu enchainé les faisant fonction* » (DSI).

Finalement, les Directions des Ressources Humaines et les Directions des Soins jouent un rôle incontournable dans la mise en place de la politique d'attractivité de l'établissement, dans le recrutement et la sélection des candidats, ainsi que dans l'accompagnement du parcours de transition professionnelle.

Ces éléments nous amènent à réfléchir à une proposition d'accompagnement du projet des FFCS dans ses multiples dimensions.

5. Une proposition d'accompagnement du parcours de professionnalisation

Le questionnement du soignant sur son avenir professionnel nait souvent d'une prise de conscience d'un manque, en somme d'un sentiment d'insuffisance, qui peut être ressenti par une lassitude dans son exercice professionnel, par une envie de travailler dans d'autres conditions ou autrement. Ce sentiment de frustration l'amène à identifier un besoin : le besoin de changer, d'envisager de nouvelles perspectives s'appuyant sur un désir d'évoluer. Dès lors, il cherche des informations et réfléchit à un projet. Le premier interlocuteur hiérarchique à qui il expose son projet d'évolution professionnelle, c'est le cadre de santé.

5.1. L'expression d'un désir d'évolution professionnelle

La sollicitation du cadre peut alors porter sur différents aspects tels que la formation, la préparation aux différents entretiens de sélection, la structuration du dossier de candidature. Le cadre a une responsabilité importante dans la formation professionnelle continue de son équipe et cela implique d'informer les professionnels des dispositifs existants, des modalités d'accès et des conséquences liées au changement (changement d'affectation, perte financière, etc.), mais aussi de les motiver en vue de développer leurs compétences. Ce rôle se traduit par l'encouragement, la reconnaissance et le soutien des initiatives de ceux qui souhaitent se démarquer. Étant proche de ses équipes, il est en mesure de repérer les professionnels présentant des potentiels d'évolution et les aider à choisir un parcours en adéquation avec leur aspiration personnelle.

Le rôle du cadre de santé est aussi d'amener le soignant à une réflexion sur la faisabilité du projet d'évolution professionnelle. Concernant, plus spécifiquement, les prétendants à une évolution dans l'encadrement, il s'agit de les accompagner à identifier les obstacles et les contraintes que cette transition génèrera mais aussi les ressources pour l'action (capacités, compétences) et proposer des solutions. Dans ce processus, il ne suffit pas de prendre en compte la part d'investissement professionnel et personnel que demande la réalisation du projet « devenir cadre », en termes de temps (« sacrifice » de la vie familiale, durée de la formation, etc.) et de coûts (frais de route, mode de garderie, financement de la formation, diminution des revenus, etc.). Il ne suffit pas non plus de s'interroger sur les différentes aptitudes requises, sur les nouvelles compétences à acquérir et sur la gestion du stress lié aux zones d'incertitudes (renoncement à « sa zone de confort »). Accompagner le projet d'accès à la fonction de cadre de santé signifie de mettre en lumière les aspects positifs qui favorisent l'engagement de la personne, de valoriser les compétences acquises dans son activité, d'identifier le « bon *timing* » entre vie personnelle et maturité professionnelle.

Lors de l'accompagnement, le cadre peut travailler avec le professionnel à la découverte de certains aspects du métier, envisager différents scénarios du projet, et le préparer à « rebondir » face aux éventuels obstacles. Une des stratégies d'accompagnement est d'impliquer le professionnel dans des activités managériales ponctuelles (élaboration de plannings), des projets institutionnels (pilotage de projet, animation de groupe de travail, référent hygiène). Le cadre peut concourir à la mise en place d'une phase d'immersion auprès d'un cadre de santé dans un autre service ou établissement. Cela favoriserait la neutralité dans les échanges sur les attentes de la fonction et permettrait de sélectionner un style de management correspondant au profil du futur candidat. La mise en place de ces actions permet de tester le professionnel en situation et de l'initier aux activités de son groupe de référence.

5.2. L'accompagnement du FFCS

Durant la période en tant que faisant-fonction, l'accès aux formations institutionnelles (formation en management, etc.), la mise à disposition d'outils de gestion, l'accompagnement personnalisé par les différents tuteurs, les échanges et analyses de pratiques avec des pairs (FFCS), l'explicitation des objectifs à atteindre, font partie d'un plan d'action défini dans un parcours de professionnalisation que l'institution peut mettre en place. La réalisation d'évaluations ponctuelles et intermédiaires à visée de développement professionnel, par le cadre de pôle, sont nécessaires pour réajuster l'évolution du parcours. Il s'agit ici d'aider le FFCS à « (re)trouver des points d'appui [à] (re)mobiliser des compétences ou [à] activer des potentialités laissées en attente » (Roux-Perez, 2019, p. 196). L'analyse des situations déstabilisantes et la mise en débat des valeurs, des dilemmes professionnels sont source d'apprentissage. Le cadre de pôle et les autres acteurs jouent alors un rôle dans l'accès des FFCS à une nouvelle légitimité, mais aussi à la (re)construction de nouveaux repères (sur soi, sur les autres et sur le métier) et du sens de leurs actions. Ainsi, dans une posture d'accompagnement compréhensive, les écarts entre les compétences attendues et celles déployées par le FFCS ne sont pas considérés comme des écarts à combler mais comme des « occasions d'apprentissage génératrices de questionnement sur le sens » (Kaddouri, 2019, p. 18).

Au début du processus, le cadre s'assure de la validation formelle du projet et relaie à l'institution la mise à disposition effective des moyens matériels et humains. Mais il s'assure aussi de la validation informelle qui correspond au soutien des proches (famille, amis) : « le projet va se structurer et prendre consistance au sein de [l']interaction de facilitation et/ou de confrontation entre l'agent et les acteurs qui l'entourent, au gré des opportunités rencontrées » (Boutinet, 2010, p. 307).

En tant que représentant du service et de son équipe auprès des instances internes et externes, le cadre a un rôle de porte-parole et de négociateur. Il soutient, auprès de son cadre supérieur et de la direction, l'agent qu'il pense souhaitable de voir évoluer vers de nouvelles fonctions. Mais avant de défendre le projet de l'agent auprès de la direction, généralement le cadre étudie la faisabilité des projets pour le service, en tenant compte des orientations stratégiques institutionnelles. De manière très pragmatique, un projet de formation doit répondre à un besoin identifié dans la structure. Le rôle du manager est de voir si le projet correspond à un besoin institutionnel (ex. pénurie de compétence d'infirmier en anesthésie), ou à un projet de service (ex. infirmier en pratique avancée pour un développement d'activité). Cependant, c'est ainsi que le cadre de santé opère un « compromis entre le possible et le souhaitable » (Boutinet, 2010, p. 258), et que le souhaitable devient possible.

6. Conclusion

Cette recherche a permis de mieux comprendre le contexte dans lequel évoluent les faisant fonction, candidats engagés dans un parcours de professionnalisation au métier de cadre de santé, la dynamique identitaire de la transition en cours, en référence à la construction de leur identité. En interrogeant différents acteurs concernés, on a repéré les enjeux, les stratégies, mais également les contraintes de l'institution. Ainsi, il a été mis en évidence l'importance de l'élaboration d'un parcours sécurisé et balisé, ainsi que le rôle de la socialisation professionnelle dans le changement de statut, au cours de la professionnalisation. La combinaison des aspirations personnelles (le projet de soi pour soi) et des objectifs institutionnels (le projet d'autrui pour soi) permet de conforter l'individu dans son choix professionnel. Compte tenu des difficultés du système hospitalier accentuées par le manque de professionnels, comment favoriser l'attractivité des fonctions d'encadrement ? Comment l'institution peut-elle répondre aux besoins de reconnaissance des cadres ?

CHAPITRE 6

D'UNE INTÉGRATION STANDARDISÉE VERS UNE INTÉGRATION SINGULARISÉE : LA PLACE DU CADRE DE SANTÉ DANS L'ÉVALUATION DU NOUVEL INFIRMIER

Jérôme VANDENSTEEN

Lorsqu'un nouveau professionnel intègre une équipe de soignants, cela engendre un changement dans cette équipe : changement d'ordre organisationnel, social et relationnel, différent selon la composition de l'équipe, l'accompagnement réalisé par le cadre de santé et les outils mis ou non à disposition. L'analyse des processus à l'œuvre dans cette intégration, objet de la présente contribution, s'avère importante dans le contexte actuel de pénurie de professionnels dans les établissements de santé. Ainsi par exemple, « près d'une infirmière hospitalière sur deux a quitté l'hôpital ou changé de métier après dix ans de carrière » (Pora, 2023).

Notre recherche a donc porté sur les conditions d'intégration d'un nouveau professionnel, en vue de garantir une prise en charge qualitative et sécuritaire pour le patient et de prévenir le *turnover* (Brami et al., 2013). Elle s'appuie, dans une démarche compréhensive, sur des entretiens menés auprès de professionnels de soins dans plusieurs établissements de santé. Nous nous pencherons plus particulièrement sur le rôle du cadre de santé afin d'identifier les interactions de travail dans son service et de les comprendre pour permettre au nouvel arrivant de prendre place dans son collectif de travail.

Pour pouvoir étudier le processus d'intégration à l'hôpital, il est important d'analyser l'environnement dans lequel le nouveau est accueilli. Le système hospitalier fonctionne d'une façon spécifique et possède une organisation particulière. Cette problématique d'intégration s'inscrit dans l'actualité où les nombreuses réformes sur le temps de travail, le financement des hôpitaux ou encore la crise sanitaire nuisent à l'attractivité hospitalière. C'est le premier point que nous évoquons. Dans un second temps, nous caractérisons le processus d'intégration en partant de cadres conceptuels et d'observations sur le terrain des pratiques et organisations hospitalières. Puis, considérant que l'intégration d'un professionnel néo-diplômé dans une unité de soins mobilise différents types d'activité d'évaluation du développement de ses compétences et d'appropriation des pratiques professionnelles spécifiques à son service d'affectation, nous interrogeons les modalités d'implication et le rôle du cadre de santé dans le processus mis en œuvre. L'analyse des données recueillies constitue enfin les bases d'une proposition d'un modèle d'intégration permettant la singularisation de l'accompagnement des nouveaux dans un service, pour tenir compte tant des caractéristiques du néo-diplômé que de l'organisation et des ressources du service d'accueil.

1. L'hôpital : un contexte organisationnel éprouvant, en quête d'efficience

Depuis les années 70 et jusqu'à la dernière réforme intitulée « Ma santé 2022 », de nombreuses lois ont conduit le système de santé français à évoluer et il ne cesse encore de se transformer. Le système hospitalier se trouve ainsi au cœur de contraintes politico-économiques impactant le fonctionnement des établissements et de tous leurs acteurs. La crise sanitaire est venue accélérer encore plus les difficultés que les organisations tentaient de résoudre. Si au début de la crise une solidarité incroyable a permis d'inventer et de mettre en œuvre des solutions collectives pour la surmonter (Dumez et Minvielle, 2020), sa durée et la répétition des vagues n'ont fait que renforcer les problèmes sous-jacents.

Dans un contexte socioéconomique défavorable, le cadre de santé est tenu d'accompagner les équipes aux changements et, plus particulièrement, de réussir l'accueil d'un nouveau professionnel. Les enjeux sont importants. Le recrutement est chronophage et le temps d'apprentissage lié aux pratiques et au fonctionnement propres du service incompressible. Le manque de compétences opérationnelles entraine une perte de productivité et fragilise l'équipe. C'est pourquoi, au-delà du recrutement, l'intégration est primordiale pour garantir une qualité de vie, de soins, et pour assurer la fidélisation des professionnels.

En étalant au grand jour ses difficultés, le système hospitalier connait une augmentation du phénomène de fuite des personnels en poste ainsi que des phénomènes d'abandon des étudiants dans les instituts de formation. Ceci montre que le problème est structurel et non ponctuel. La confrontation aux situations de travail dans des services en restructuration qu'éprouvent les jeunes professionnels en cours de formation, le manque d'attractivité des métiers du soin apparaissent alors comme une rupture. Il est donc très important qu'une réflexion sur l'accueil, l'intégration et la fidélisation des nouveaux soit menée afin de pouvoir se sortir de cette difficulté. Dans ce contexte, un autre élément à prendre en compte est le changement de perception du travail. Depuis de nombreuses années, les attentes des professionnels se sont modifiées, influençant la représentation sociale du travail et la vocation des soignants. La pénurie de soignants amène ces derniers à être plus exigeants en ce qui concerne les conditions de travail, les avantages sociaux, etc. Si un certain nombre de conditions qu'ils estiment incontournables ne sont pas réunies, les soignants n'hésitent pas à changer de service, d'hôpital, de secteur (public-privé), voire de profession.

Ainsi, l'intégration se fait dans un contexte de tension où le nouvel arrivant doit être opérationnel rapidement, voire très rapidement, au vu des conditions spatio-temporelles contraignantes. Détenteur d'un socle généraliste de savoirs et compétences acquis à l'issue de la formation initiale infirmière, il doit être capable de prendre en charge les patients d'une manière qualitative et sécuritaire, confronté à la nécessité du « vite fait, bien fait » avec « des moyens constants », voire « moins de moyens ».

Dans sa fonction de proximité avec l'équipe et les patients, le cadre de santé a un rôle capital à jouer dans cette mise au travail rendue délicate, mais aussi tout au long du parcours d'intégration des personnels dans son service. Il parviendra ainsi à stabiliser l'équipe et garantir une réussite professionnelle et organisationnelle.

Ce constat étant dressé, la partie suivante vise à dessiner les contours du processus en question, à partir de lectures et d'observations sur le terrain.

2. Quelques points clés sur le processus d'intégration dans une équipe

2.1. L'intégration d'un nouveau au sein d'une organisation

On considère l'intégration comme la résultante de « s'intégrer » et « intégrer » traduisant la notion de relation et d'interaction. Elle demande un effort individuel pour le nouveau et un effort pour le collectif d'accueil. L'intégration est un processus continu ayant pour but un vouloir-vivre ensemble. Dans cette conception, il y a entre les personnes un partage de valeurs et une construction de normes communes (Durkheim, 2013). Grégoire-Labrecque (2014) caractérise également ce processus par les notions de partage et complémentarité réciproque, « dans une dynamique relationnelle entre les individus, des groupes ou des collectivités ».

Concernant notre problème d'accueil dans un établissement de santé, il s'agit de considérer que le nouvel arrivant tout comme l'équipe sont engagés dans une démarche active impactant l'organisation d'ensemble du service. Cette intégration peut engendrer une mutation profonde de l'équipe en place, bouleverser un équilibre et affecter soit la pratique professionnelle, soit le comportement du groupe et, parfois, les deux. De ce fait, nous pouvons affirmer que l'intégration est conditionnée, contextualisée. Il n'existe pas une forme type d'intégration, mais il existe autant de formes qu'il existe d'individus et, surtout, de possibilités d'échanges et d'organisations collectives.

Aussi, il peut exister différents types de « nouveau » dans les services hospitaliers : le nouveau diplômé issu de la formation initiale ou, en reconversion, issu de la formation continue, le diplômé expérimenté qui change de service – sachant qu'il peut y avoir travaillé un temps par le passé.

Notre démarche de recherche sur le processus d'intégration concerne plus particulièrement le cas de l'infirmier diplômé débutant, issu de la formation initiale, occupant pour la première fois un poste de travail/emploi. Après une première étape de son parcours de professionnalisation en IFSI, marqué par l'alternance entre des apprentissages en « école » et des stages en établissement de santé, son arrivée dans un service coïncide avec la nécessité, pour lui, de mobiliser et développer ses compétences dans l'action et, pour l'équipe, de répondre aux attentes d'une autonomisation rapide au vu du contexte.

2.2. L'équipe, une dynamique interactionnelle et de travail spécifique

Il est évidemment trop simple de définir une équipe, ou même un groupe comme la simple juxtaposition d'individus figurant sur un planning de service. C'est « […] un ensemble restreint de personnes liées entre elles par des activités soit communes, soit interdépendantes qui développent des interactions directes déterminées par des normes et des valeurs » (Merton, 2004, p. 133). Une équipe se définit par ses caractéristiques, sa composition, sa taille, ses valeurs et son histoire. Cependant, il peut exister des catégories et statuts différents au sein d'une même équipe. Celle-ci sera donc influencée par l'organisation et la répartition des tâches, les modalités concrètes de réalisation du travail dans un système de contraintes et d'exigences. Aussi chaque équipe est unique, singulière, avec ses caractéristiques propres et sa propre dynamique. Selon Lewin (1972), le groupe est soumis à des tensions positives (progression du groupe vers l'objectif commun) et négatives (progression de chacun vers des objectifs propres). Ces tensions sont créées par des forces externes (l'environnement) et internes (liées aux membres du groupe et à la nature de leurs interactions) en lien avec un certain nombre de désirs et de défenses. La dynamique du groupe vise à mettre en place des démarches ajustées au contexte afin de limiter les tensions et d'établir un équilibre plus ou moins stable.

L'arrivée d'un nouveau entraine inévitablement des perturbations dans le groupe. Le nouveau est en effet un individu singulier, qui amène avec lui aussi ses propres caractéristiques, son vécu, sa personnalité, son éducation, ses origines sociales et culturelles et donc ses valeurs. Pour s'intégrer, le nouveau va devoir se fondre dans l'équipe, acquérir les compétences et le fonctionnement, mais aussi éventuellement apporter, par sa présence, des manières de faire différentes.

Considérant ces présupposés, il est intéressant de poser la question de la pertinence et des usages des protocoles d'intégration standardisés au sein d'une équipe. On pose ainsi que l'intégration ne va pas de soi et qu'il est question, pour le collectif, de trouver un point d'équilibre dans les relations. Cet équilibre, conditionné par l'intégration du nouveau, est important pour le bien-être relationnel et professionnel de l'équipe. C'est un enjeu pour le nouvel arrivant aussi, car en appartenant à un groupe, il éprouvera du plaisir au travail et renforcera son sentiment d'intégration. Le processus à l'œuvre consiste à maintenir/transformer l'équipe existante de par les tâches et les missions qui lui sont confiées et agissant sur la cohésion de ses membres. La cohésion peut donc parfois être une réponse à des difficultés de réalisation des tâches professionnelles (Mucchielli, 2019). L'appartenance à l'équipe se traduit par le partage d'un certain nombre de valeurs et de codes, qui sont les normes de son action. Le nouvel arrivant devra conjuguer les attentes liées au plan organisationnel et relationnel en tenant compte de ces normes.

Dans cette conception du processus d'intégration, le cadre de santé est garant de la performance de l'équipe, il a donc un rôle déterminant. Il s'agit pour lui de préserver la dynamique de l'équipe. C'est à lui qu'il revient sur le terrain de développer chez le nouveau un sentiment d'appartenance à l'équipe afin de maintenir une action collective garantissant la qualité et sécurité des soins.

2.3. L'intégration : prendre place sur le terrain du travail dans un service

L'intégration implique un accompagnement permettant l'assimilation des connaissances théoriques et techniques propres à l'activité du service. Cet accompagnement se réalise principalement grâce à la mobilisation de dispositifs et d'outils existants (tutorat, parrainage, sessions d'information ou de formation dans l'unité, livret d'accueil, etc.*)*. L'accent ici est mis sur la transmission des connaissances et le recours à l'équipe, et aux outils du service pour réaliser, en première intention, l'accueil du nouvel arrivant. Une cadre de santé illustre la démarche de la manière suivante : « *une journée au bloc pour suivre l'intégration* », « *mise en pratique sur le chariot d'urgence avec les mannequins...* ». Selon elle, « *les agents détiennent le savoir* » alors que « *le nouvel arrivé n'a pas le savoir* » ; ils doivent donc « *transmettre leur travail* » (service chirurgie conventionnelle ORL).

L'intégration mobilise en effet des membres de l'équipe auprès du nouvel arrivant. Ainsi, pour une infirmière exerçant la fonction tutorale (service de chirurgie), l'intégration renvoie à l'acquisition de compétences à travers un accompagnement de proximité. Elle se réalise par le fait de travailler en binôme avec le débutant, mais c'est aussi une fonction partagée : *« il tourne [avec les différents collègues], on tourne ensemble* », illustrant une démarche active envers le nouveau – « *nous [les anciens] on va vers eux* » – qui s'inscrit dans la durée – « *on doit les encadrer beaucoup plus longtemps [qu'avant]* » – et implique une progression dans les apprentissages – « *on leur montre, on leur explique, on ne va pas les lancer directement* ». La qualité de l'accompagnement assuré par les membres du collectif détermine le développement des compétences du débutant.

De leur côté, les débutants mettent en avant que l'intégration dans l'équipe est liée surtout à la dimension relationnelle, à l'« *entraide entre collègues* », à la possibilité de poser des questions « *sans perdre la face* » (Caroline, infirmière débutante, service de chirurgie). Ou bien encore, comme en témoigne Axel (infirmier débutant, service de chirurgie), elle passe par l'expression personnelle/individuelle d'une volonté d'autonomie et de prise de responsabilités. Avoir l'envie d'apprendre, écouter, observer comment les autres font, prendre des notes, essayer de comprendre, est indispensable pour pouvoir s'intégrer : « *en rentrant le soir je faisais d'autres recherches en complément et je me faisais un petit bloc de recherche, un petit support* ».

Ces éléments nous amènent à avancer l'idée qu'il n'existe pas un seul type et une seule forme d'intégration, mais qu'il y a autant de formes différentes qu'il existe d'individus, et surtout de possibilités d'échanges et de contextes. L'accompagnement nécessite une adaptation situationnelle permanente (Paul, 2019). Notre intérêt se porte donc sur ce que nous désignons comme singularisation des outils standardisés mobilisés lors de l'intégration d'un nouveau. Ce terme, singularisation, est utilisé pour prendre en compte les deux dimensions identifiées : le nouvel arrivant et l'ensemble du contexte de son intégration (moyens, personnes, temporalité) comprenant les dispositifs et outils, mais aussi ceux qui les actionnent au sein de l'équipe. Parmi ceux-ci, nous considérons tout particulièrement le cadre de santé.

2.4. Le cadre, un évaluateur : « une tour de contrôle »

Au regard des observations réalisées et de la conception d'un processus d'intégration singularisé que nous avons progressivement dessiné, tant dans les pratiques que dans les attentes des acteurs concernés, le rôle du cadre de santé parait déterminant : mobilisation des outils et dispositifs, mais aussi constitution d'une fonction tutorale de proximité, affectation du nouveau et répartition des tâches, planification des temps de travail en doublon… Ces différentes interventions du cadre de santé sont aussi organisées à des fins de régulation, par l'évaluation de ce qui se met en place dans le collectif.

En effet, différents types d'évaluation sont mis en œuvre tout au long du parcours d'intégration.

- L'autoévaluation du nouveau stimulée par les interactions dans l'équipe. D'après nos observations, le rôle du cadre est de favoriser les échanges entre professionnels.
- L'évaluation continue des connaissances et des savoir-faire techniques pendant la période de doublure. Cette période où le nouveau travaille en binôme avec un IDE aguerri permet de voir ce qui est « acquis » et « non acquis » et de mettre en place les réajustements. Le rôle du cadre ici est d'optimiser au maximum cette période de doublure.

- Le suivi et la supervision de cette période d'accompagnement d'un nouvel arrivant, dont le cadre peut ajuster la durée. En effet, même si l'évaluation des pratiques professionnelles est déléguée en grande partie à l'équipe, elle requiert son intervention en cas de situation problématique. Ainsi, le terme de « *tour de contrôle* » utilisé par un débutant illustre le rôle du cadre dans le processus d'intégration.

Ces différents modes d'évaluation ont pour objectif d'être constructifs, de faciliter les apprentissages et sont non pénalisants. Le cadre cherche à favoriser les échanges en observant et en évaluant les rapports entre les individus en présence, et à prévenir les difficultés liées à la confrontation « *au groupe* », le nouvel arrivant pouvant adopter une attitude de « *retrait* » nécessitant une activité de médiation envers l'équipe. Il s'agit d'encourager chez le débutant une démarche active vers l'équipe et la rencontre avec ce qu'elle met en place pour accueillir le nouveau (Bernoux, 1985).

Chaque parcours d'accueil dans un service est, ou devrait être, singularisé puisque toutes les caractéristiques liées à l'intégration sont finalement contextuelles, donc variables. C'est donc par cette singularisation que nous posons la question du rôle prépondérant du cadre dans l'évaluation de tout un système (nouveau, parcours, adéquation, etc.) afin d'optimiser le parcours d'acquisition de compétences et donc de l'intégration. L'évaluation occupe une place centrale dans le processus, ce qui nous a conduit à construire la question de recherche de la façon suivante : en quoi l'évaluation organisée par le cadre de santé permet-elle de singulariser le parcours d'intégration du nouvel infirmier ?

3. L'évaluation, un levier pour une intégration professionnelle propre à chacun et progressive

3.1. L'accueil du néo-diplômé : à l'issue de la formation en IFSI, une nouvelle étape de la professionnalisation

La professionnalisation se construit et s'oriente autour de différents axes comme le développement des savoirs, des connaissances, l'acquisition de compétences, la construction identitaire individuelle et enfin collective. Legroux (2008) considère qu'une information se transforme d'abord en savoir et ensuite en connaissance grâce à un travail de compression, d'analyse, de synthèse des informations et une mise en lien avec le vécu et l'expérience : « le savoir est constitué d'informations mises en relation, organisées par l'activité intellectuelle du sujet » (p. 119). Si le savoir est un moyen de réduire le volume des informations et de les stocker, la connaissance est « un savoir vécu et intégré par la totalité du sujet », donc une conceptualisation d'informations interprétées et reliées entre elles. Ceci fait appel à la notion de *feed-back* pour permettre une analyse des informations et des savoirs. Il s'agit d'interagir, communiquer, partager, questionner, expliquer et comprendre.

Cette transformation, décrite par Legroux, sera facilitée par l'échange (verbal ou écrit) avec autrui, d'où l'importance des interactions au sein de l'équipe de travail permettant l'appropriation des savoirs et la construction des connaissances.

Dans les instituts de formation, l'acquisition des compétences chez les infirmiers se fait en priorité grâce à un enseignement en alternance de type intégrative (Malglaive, 1990). La formation permet d'acquérir un socle de compétences généralistes et non spécifiques à un service en particulier. L'objectif est de permettre au diplômé d'avoir des connaissances et compétences et non forcément d'être compétent et opérationnel dans toutes les situations. Selon Piolle (2001), « un diplôme correspond à une accumulation de savoirs théoriques [...] sans que la compétence de leur mise en œuvre en situation professionnelle ne soit testée [...] un diplôme n'exprime pas une compétence mais un potentiel » (p. 28, p. 102). Aussi une période d'apprentissage dans le service est nécessaire afin de connaitre le matériel et les techniques utilisées, le mode de fonctionnement du service, les protocoles et les projets, de se familiariser avec la clinique des malades, etc. Cette étape correspond, au moment de l'intégration, à un enrichissement réciproque entre le nouveau et l'équipe en place qui tend à la montée en compétence du nouveau. Il ne s'agit pas d'une simple adaptation des connaissances et des compétences antérieures, mais d'un temps de construction de nouvelles compétences spécifiques au service qui passe parfois par la déconstruction des anciennes compétences.

La compétence est, en effet, une aptitude situationnelle : « c'est un ensemble de connaissances, de capacités d'actions, de comportements structurés en fonction d'un but à atteindre, dans une situation donnée » (Mounoud et Dudezert, 2008, p. 183). Elle permet au sujet d'acquérir une autonomie car « le professionnel doit savoir faire face aux aléas, aux événements. Il doit pouvoir entreprendre des activités et non seulement les "exécuter" » (Le Boterf, 2013, p. 24-25). Il y a un engagement du professionnel qui agit de façon à être compétent. Il raisonne en combinant les connaissances et peut, dans une situation donnée, faire appel à l'ensemble de ses ressources afin de les organiser et agir avec pertinence. Benner (1995) identifie cinq paliers, non figés, dans l'acquisition de compétences : le novice, le débutant, le compétent, le performant, l'expert. Ils ponctuent le développement de l'autonomie professionnelle de l'individu. Cette autonomie permet l'acquisition, pour l'apprenant, de la capacité à transférer ce qu'il apprend dans des situations variées et de pourvoir résoudre les aléas potentiels. « Le développement de la réflexivité intervient comme moyen de relier les savoirs à l'action, permettant la conceptualisation et le transfert. Ce dernier est la clé de la construction des compétences. » (Demol et Guillaumin, 2017, p. 48).

Dans le cadre ainsi dessiné, l'accueil d'un néo-diplômé dans un service enclenche un processus de développement et d'autonomisation qui gagne à être organisé et régulé au moyen de l'évaluation des situations.

3.2. L'évaluation et le contrôle : deux notions complémentaires

Selon Hadji (1990), l'évaluation est une comparaison, une mesure entre un référent (ce qui est attendu : la tâche prescrite) et un référé (ce qui est factuel et observable : le réel). Le « référent » pour la profession infirmière est l'ensemble des différents référentiels, textes législatifs, protocoles, procédures ainsi que les recommandations de la Haute Autorité de Santé (HAS) ; cet ensemble correspond au référentiel de « Bonnes Pratiques » fixant ce qui est attendu. Pour que les évaluations soient objectives, ces référents sont actualisés régulièrement. Le « référé », quant à lui, constitue ce qui est fait par la personne et doit être représentatif des activités de soin et du service rendu aux patients : il peut être visible ou déductible par les faits ou l'explicitation. La confrontation référent-référé nécessite d'utiliser des critères et des indicateurs. Elle produit une appréciation, une estimation, une interprétation ou encore une explicitation des phénomènes observés.

Il y a lieu de distinguer l'évaluation du contrôle, tant du point de vue de leurs finalités que, corollairement, de la démarche. Le contrôle consiste en un examen minutieux dont l'objectif est de valider ou de rejeter, de corriger ou de sanctionner. Le contrôle demande la construction d'un modèle de référence de type procédural reproductible, homogène, indépendant des acteurs chargés de le mettre en œuvre. Ici, nous sommes dans le « oui » ou « non » sans nous soucier, contrairement à ce qu'engage l'évaluation, des processus.

Ardoino et Berger (cités par Hadji, 1997) affirment que, dans une situation observée, c'est lorsqu'on se pose des questions sur le sens que nous sommes dans un processus d'évaluation. L'évaluation est ouverte, en évolution, elle s'adapte et demande le partage de tous les acteurs. C'est un processus qui a une temporalité propre et en interaction avec les protagonistes de la situation. Elle a une part de subjectivité, à l'inverse du contrôle qui est binaire et à un instant *t*. Enfin, dernière distinction : dans l'évaluation, le qualitatif l'emporte sur le quantitatif.

Finalement, le contrôle vise à vérifier la conformité des pratiques professionnelles des infirmiers aux bonnes pratiques fixées par les textes règlementaires, alors que l'évaluation a pour but de comprendre la situation en contexte. Si ces deux notions sont indissociables – car l'évaluation est un processus continu et prépare les contrôles fixés, servant, eux-mêmes, d'évaluation pour améliorer les pratiques (Ardoino et Berger, cités par Hadji, 1997) – ce qui est en question c'est d'enclencher dans la confrontation entre référent et référé un processus de décision réaménageant la situation, et donc que l'évaluation fasse émerger une fonction de régulation.

Nous observons que les différentes formes d'évaluation que distingue Hadji seraient mobilisables dans les processus d'intégration et de professionnalisation.

Tout d'abord, il y a l'évaluation de l'état initial du nouvel arrivant : il s'agit du diagnostic de départ servant à fixer les objectifs qui relève de l'évaluation normative. Celle-ci a comme but de classer les individus en fonction d'un score basé sur un groupe de référence. Elle arrive souvent à la fin d'un processus d'apprentissage ou lors des évaluations professionnelles annuelles et se rapproche le plus de la notion de contrôle. La norme de référence est constituée par les référentiels de bonnes pratiques professionnelles et sur les valeurs prônées par la profession. Si l'évaluation sommative arrive après une session de formation et prend la forme d'un récapitulatif de compétences acquises (Hadji, 1990), l'évaluation formative a pour objectif de servir à la formation ; elle « a pour fonction principale de réguler et pour fonctions annexes de situer un niveau et de comprendre les difficultés, de guider, de corriger, de créer un dialogue, de renforcer, d'harmoniser et de sécuriser » (Hadji, 1990, p. 61).

Enfin, l'autoévaluation est réalisée par la personne elle-même et implique une prise de conscience de son action et le développement d'une capacité réflexive. Cette forme d'évaluation, de plus en plus utilisée dans le secteur hospitalier, est finalement la plus exigeante car « apprendre à s'auto-évaluer, c'est accepter de voir en arrière pour porter un œil critique sur soi, appuyé sur des critères [...] conduisant à une prise de décision pertinente et efficiente sur la base d'un référentiel intériorisé » (Pillonel et Rouiller, 2002, p. 28). L'autoévaluation s'inscrit dans une démarche réflexive qui « se situe à un double niveau, réflexivité vis-à-vis du monde dans lequel nous vivons par un travail d'élucidation et de théorisation des situations vécues pour mieux les comprendre, réflexivité vis-à-vis de soi-même, de son expérience, de sa pratique, de sa construction identitaire » (Boutinet, 2009, p.10). Cependant, cette attitude auto-évaluative s'apprend : « c'est un travail sur soi pour une conscientisation critique. » (Donnadieu et al., 1998, p. 17). C'est un processus actif et constant pour l'individu, afin de dépasser ses limites et de lui permettre d'agir et d'intervenir.

Cette autoévaluation pourrait alimenter la démarche d'évaluation de l'intégration dans le service, permettre au débutant d'être dans une démarche active d'acquisition de compétences, et permettre au cadre de mesurer et d'adapter le processus mis en place. Dans la démarche, ces différentes formes d'évaluation ont pour cibles le domaine de la performance (résultats en fonction de l'objectif fixé), la mobilisation des compétences (comment l'action est menée, adéquation au poste de travail), et les potentiels de développement (les ressources, les aptitudes mentales et les aspirations du professionnel).

Le processus d'évaluation demande la création d'instruments comme des grilles d'observation, des questionnaires afin de corréler l'ensemble des informations obtenues. L'évaluation se doit d'être équitable, définie, connue et acceptée par tous les participants (cadre, débutant, salariés mobilisés dans son accompagnement dans le service). Ces outils permettent aussi de partager l'évaluation avec une tierce personne, notamment parce que l'intégration concerne l'ensemble de l'équipe. Le cadre ne peut pas évaluer seul un nouveau, il doit prendre en considération l'équipe qui l'entoure et l'accompagne. Cette évaluation mobilisant le collectif permet alors de rester relativement neutre, objectif, et concerne les activités concrètes et non la personne.

3.3. L'évaluation, une démarche asymétrique et partagée

La situation d'évaluation est une situation particulière où l'évaluateur se trouve toujours dans une position de domination par rapport à l'évalué. C'est pourquoi il est intéressant d'identifier les compétences de l'évaluateur comme des *« compétences théoriques, [...] des compétences méthodologiques, [...] compétences d'ingénierie pédagogique, [...] des compétences sémiotiques, [...] des compétences éthiques »* (Jorro, 2016, p. 57-58). En plus de ces compétences, il faut que l'évaluateur ait une certaine légitimité qui peut être donnée par la fonction de cadre ou de tuteur, ainsi que le niveau d'expertise sur l'activité évaluée. Hadji (1990) décrit trois postures différentes en tant qu'évaluateur : celle de juge, d'expert et de philosophe. La posture de juge se fait tout au long du processus dans le cadre des évaluations formatives et des échanges entre pairs ou avec le cadre. La posture de philosophe est utilisée dans la réflexivité et dans la résolution de problème lors d'entretiens avec le débutant en le questionnant pour faciliter son identification des ressources et savoirs utiles à son action. Enfin, la posture de l'expert est mobilisée de façon ponctuelle pour valider l'acquisition des procédures et manières d'intervenir en situation de soin avec les patients. Cette dernière posture est la plus délicate pour le cadre de santé dont l'expertise se situe dans le domaine du management et non pas dans les pratiques soignantes propres à son service. Mais celle-ci est détenue par son équipe, d'où la nécessité pour le cadre de s'appuyer sur cette dernière pour réaliser cette évaluation. Ces postures sont donc partagées tout au long du processus par l'ensemble des acteurs.

L'évaluation lors de l'arrivée d'un nouveau sert à adapter son processus d'intégration en fonction de ses connaissances, ses compétences, son parcours de vie, son parcours d'études, son niveau social et culturel. Chaque processus est singulier, il ne se répète jamais à l'identique. Il demande une temporalité variable, la mobilisation individuelle et collective des divers moyens, et tout cela va à l'encontre d'une conception linéaire et mécanique de l'intégration professionnelle. Il est alors légitime de se demander si cette singularisation des parcours d'intégration existe dans le secteur hospitalier. Notre recherche a donc visé à caractériser les pratiques d'évaluation au sein du processus d'intégration.

4. L'enquête et ses résultats

Après les observations sur le terrain évoquées précédemment ayant donné lieu à quatre entretiens exploratoires (2 infirmières nouvellement diplômées et 2 tuteurs professionnels), l'enquête de terrain s'est poursuivie avec sept entretiens semi-directifs menés auprès de cadres de santé. Ils exercent dans cinq établissements différents et dans divers services : médecine générale (1), urgences (2), réanimation et cardiologie (2), gériatrie (2). Nous les avons questionnés sur leurs pratiques d'évaluation et d'accompagnement des nouveaux arrivants en vue de caractériser le déroulement et le processus mis en œuvre pour les intégrer.

4.1. Un contexte difficile marqué par un turnover important

Les cadres interrogés expliquent que les conditions de travail actuelles rendent difficiles l'apprentissage et l'accompagnement d'un nouvel infirmier : la charge de travail importante, le manque d'attractivité de certaines spécialités (gérontologie par exemple), un absentéisme marqué, les difficultés de recrutement. Le temps de travail en doublon, modalité d'accueil souvent mobilisée, s'en trouve impacté : « *ce temps de doublure est trop souvent mis à mal, il est raccourci, voire supprimé par de nombreux arrêts et un manque de personnel récurrent* », explique Alexandre (service d'urgences). Le *turnover* fragilise le développement de l'expertise technique dans les soins et induit une diminution de la connaissance et de la compétence au sein du service. Cette diminution d'expertise collective est problématique car elle engendre une perte de qualité des soins et une mise en insécurité des patients. Comment peut-on alors apprendre son métier quand il n'y a plus d'expert dans le service ? Comment peut-on être formé et accompagné quand la moitié des effectifs d'un service est composée de novices et quand l'équipe est fatiguée par des changements réguliers ? L'arrivée d'un nouveau dans une équipe génère du stress aussi bien pour lui que pour l'équipe. En conséquence, il revient au cadre de santé de veiller à l'équilibre des relations dans son service où l'expertise et la qualité des soins sont des exigences à tout moment.

4.2. Le recrutement : une première évaluation

L'évaluation du cadre commence dès le recrutement du nouvel infirmier. Ce qui est privilégié dans le choix du candidat est un ensemble de « *prérequis* » spécifiques à la spécialité du service. Ainsi, les cadres des services de soins critiques recherchent une expérience en habiletés techniques, une adaptabilité rapide, et une motivation importante. Dans les services de gériatrie, « *des compétences dans les approches relationnelles* », une « *sensibilité* », « *la communication* » et la « *démarche humanitude*[9] » sont très attendues.

Les cadres sont conscients qu'il est indispensable d'effectuer le bon choix lors du recrutement et d'organiser de façon optimale la période d'apprentissage au poste pour donner envie au nouveau de rester dans le service.

Néanmoins, la grande majorité reconnait ne plus avoir de choix à cause du manque de candidats : *« depuis la pandémie, il n'y a plus de critères car il y a une absence de postulants »* (Christine, service d'urgence). Quand un choix est possible, celui-ci s'opère néanmoins sur la motivation du candidat, son parcours antérieur (stage), et enfin son niveau et ses expériences par rapport aux compétences spécifiques du service.

Le nombre de candidats étant limité, les départs des agents (à la retraite, dans le privé, en intérim, en reconversion professionnelle dans un autre secteur, etc.) accentuent les difficultés pour maintenir les effectifs. L'enjeu est de faire en sorte que le nouveau se sente inséré dans l'équipe et qu'il devienne rapidement opérationnel, tout en prenant en considération la particularité du service.

4.3. Niveau de compétences

L'ensemble des cadres de santé interrogés considèrent que le socle de base de la formation des néo-diplômés en sortie de l'IFSI est insuffisant pour être opérationnels dès le recrutement. Pour Sandra (service de réanimation polyvalente), les nouveaux *« ont beaucoup de lacunes [...] ils ont encore plein de choses à apprendre et [...] ils vont continuer à parfaire leurs connaissances ».* L'intégration doit conduire à l'opérationnalité, viser que le nouvel arrivant soit en mesure de prendre en charge seul un patient, tout en prenant en compte la spécificité de la personne (pathologie, âges, sexe, etc.) et la spécificité du service. Ainsi, dans les unités de soins critiques ou techniques, les cadres interrogés utilisent des outils standardisés tels que des protocoles de soins qui répondent prioritairement à l'acquisition et la validation de compétences et gestes techniques liés à leur service. Autre exemple, dans les services où les soins relationnels sont très importants, les cadres mobilisent des formations institutionnelles axées sur l'organisationnel et le relationnel.

[9] « Le mot humanitude est un néologisme désignant la capacité d'un être humain à prendre conscience de son appartenance à l'espèce humaine comme membre à part entière » (source : Wikipedia). Notion issue de la philosophie, elle inspire, en gériatrie et auprès de patients atteints de syndromes démentiels notamment, une pratique de soins « basée sur le respect et la dignité des personnes et l'harmonie dans la relation entre les soignants et les patients » tout en préservant leur autonomie par la réadaptation, le maintien ou l'amélioration de leur santé, voire leur accompagnement jusqu'à la mort (Gineste et al., 2008).

Pour tous, pour développer ces compétences spécifiques, il est incontournable de s'appuyer sur des pairs et experts. Dans une logique d'apprentissage en doublure et une pédagogie qui parait inspirée du conflit socio-cognitif (Vygotski, 1934/1997), le professionnel expérimenté échange avec le débutant en lui demandant ce qu'il a fait lors de la prise en charge du malade et pourquoi il n'a pas fait autrement. Cet échange permet la confrontation des avis différents qui favorise la réflexion et l'apprentissage. La compétence ne s'apprend pas seul et un accompagnement est nécessaire afin de mettre en œuvre une réflexivité sur l'action. C'est cette réflexivité qui permet de transposer un geste technique expérimenté dans une situation à un autre contexte. De principe, cette réflexivité conduit à l'autoévaluation.

4.4. Les supports mobilisés et leurs utilisations

De nombreux outils sont mentionnés par nos interlocuteurs : fiches, livrets, doublures, etc. Ce sont des outils standards, disponibles et mobilisés pour tous les nouveaux arrivants au sein d'un service, d'un hôpital ou d'un groupement hospitalier de territoire (GHT). Cette utilisation *« systématique »* est en contradiction avec l'hétérogénéité des profils des personnes accueillies (nouvellement diplômés ou issus de la formation continue, des infirmiers expérimentés qui changent de service/hôpital) et donc des niveaux de compétences.

Quasiment tous ces outils traduisent les compétences en termes de performance, de gestes ou tâches à accomplir sans forcément utiliser de critères ni d'indicateurs comme certains auteurs le conseillent (Hadji, 1990, 1997 ; Le Boterf, 2013 ; Ardouin, 2017). Généralement, ces outils ne sont pas réactualisés de façon régulière, bien que les pratiques, les savoirs et connaissances évoluent en permanence et quelquefois très rapidement. Leur forme et leur usage paraissent, dans ces conditions, déconnectés de leur finalité qui est de favoriser et suivre le développement de compétences du nouveau.

Si l'évaluation se limitait à ceci, nous pourrions dire que seule la performance est visée. Or, tous les cadres expliquent qu'à ces outils standardisés s'ajoutent des temps d'observation, des temps d'échanges formels ou informels, parfois considérés comme plus importants que la réalisation du geste technique. Ces échanges se passent lors des transmissions, pendant et après des gestes techniques ou relationnels accompagnant les prises en charge de malades et, enfin, lors d'entretiens en vue de les amener à décrire leurs pratiques. Ainsi, ces temps permettent de revenir aussi bien sur des situations simples que sur des situations particulières qui suscitent un questionnement, qui permettent de faire des liens entre les savoirs et connaissances mobilisées en situation, de réaliser une autoévaluation. C'est donc lors de ces entretiens que le cadre personnalise son accompagnement et qu'une singularisation du parcours s'opère.

4.5. Le rôle de l'évaluation

Pour tous les cadres, l'évaluation du nouveau se fait quotidiennement par le biais de l'équipe (les tuteurs, la doublure et autres). Pour eux, elle se manifeste par les échanges permettant l'autoévaluation et donc le développement de connaissances et de compétences. Néanmoins les cadres n'évoquent jamais, lors des entretiens, le contexte dans lequel cela se passe (ensemble des moyens à disposition pour encadrer le nouveau et le temps nécessaire et disponible pour l'accompagnement), ni non plus les caractéristiques de l'équipe (âge, sexe, niveau d'expertise, etc.) avant le recrutement du nouveau et ses potentiels de disponibilité en vue de son accompagnement. Or cette analyse préliminaire permettrait d'affiner les critères de sélection au recrutement (profil, âge, sexe, expériences antérieures) et d'anticiper le processus d'intégration à mettre en place.

Lors de l'enquête, nous n'avons pas identifié qu'une évaluation initiale du nouveau est tracée ou formellement réalisée, avec un état des lieux des connaissances en lien avec le service et les compétences déjà acquises. La non-formalisation de cette étape pose la question de la valeur des évaluations intermédiaires. Il parait alors impossible de connaitre et mesurer l'évolution du nouveau et le développement de ses compétences.

Malgré une volonté d'action et d'organisation exprimée par les cadres enquêtés, il reste difficile de parvenir à structurer l'ensemble de ce processus d'évaluation dans un environnement de travail complexe. Tous les acteurs et les moments sont propices à l'évaluation, mais la non-formalisation et la non-communication des pratiques en la matière entrainent une perte de valeur et d'efficacité du processus d'accueil et d'intégration dans le service.

Ainsi, le travail et les échanges avec les pairs permettent les évaluations formatives et se déroulent tout au long du processus. Cependant, les acteurs n'en ont pas conscience car aucun outil n'est formalisé, le but étant de faire le point sur l'adaptation au poste et de vérifier si le nouveau a *« assimilé les protocoles »* (Christine, service d'urgence). Faute d'être formalisées, ces évaluations peuvent apparaitre comme arbitraires, non objectives. De ce fait, le cadre qui réalise principalement des évaluations normatives est plus dans le contrôle en mesurant et en se basant sur des indicateurs de temps. Ainsi, si le nouveau n'a pas acquis l'ensemble des connaissances et compétences lui permettant d'être autonome, *« on augmente le temps de doublure »* (Laetitia, service cardiologie). Pour Sylvie, *« je réévalue et j'oriente dans un autre secteur où il se sentira plus à l'aise. Et si ça ne va pas : arrêt du contrat »* (EHPAD).

Afin de surmonter les difficultés d'intégration, tous les cadres sont d'accord pour dire qu'il faut faire appel au relationnel, à la réassurance, afin d'aider le professionnel ou le nouveau – et non de *« le pointer du doigt pour le stigmatiser »* – et de proposer un accompagnement plus poussé, d'accorder plus de temps que prévu, en accord avec le nouveau et ses pairs. C'est seulement quand il perçoit une difficulté que le cadre décide avec le nouveau venu dans son service de l'évolution du processus, en déterminant avec lui les objectifs et les actions : par exemple, fréquence et régularité des entretiens, tuteur plus expérimenté, augmentation du temps de doublure, ateliers ou formations spécifiques.

L'essentiel serait de fixer un programme et de s'y tenir. Ceci permettrait au nouveau de se sentir accompagné de façon plus concrète et soutenue, et non laissé seul dans l'appropriation de son travail. Cependant s'y tenir ne veut pas dire le respecter à la lettre bien au contraire. S'y tenir veut dire que le cadre, l'équipe et le nouveau seraient attentifs à la survenue d'une difficulté (écart entre le référent et le référé) et aptes à ajuster le processus avant que les problèmes ne s'aggravent.

C'est dans cet esprit, partant des constats dressés par les cadres interrogés, que nous proposons dans la partie suivante un modèle de démarche d'accueil à visée d'intégration durable et dans une perspective de singularisation du parcours des nouveaux arrivants.

5. Ingénierie : notre proposition d'un modèle d'action

Ce travail de recherche montre que le processus d'intégration suit une logique mécanique et simpliste s'appuyant sur les outils standardisés disponibles – outils et supports dont les cadres interrogés semblent dire, de manière paradoxale, qu'ils s'avèrent peu efficaces, mais en même temps qu'ils les adaptent, informellement et au cas par cas, en remobilisant une fonction tutorale ou en étendant la durée du temps en doublure par exemple. Autrement dit, nos résultats semblent remettre en cause une conception linéaire du processus d'intégration et montrent chez les cadres des tentatives d'ajustement à la singularité du nouveau et de l'équipe qui l'accueille.

L'évaluation faite ou organisée par le cadre devrait permettre une singularisation à toutes les étapes du processus de développement de compétences, des moyens mis en œuvre. C'est dans cet esprit que nous formulons une proposition d'un modèle d'action, illustrée par le schéma ci-dessous.

5.1. Modélisation du processus d'intégration

S'inspirant du modèle ACRE de Ardouin (2017) – qui décrit l'ingénierie de conception des projets de développement des compétences en quatre étapes : Analyser, Concevoir, Réaliser et Évaluer – notre modélisation organise les différentes dimensions d'une singularisation du processus d'intégration à la main du cadre de santé :

- d'une part, dans ses activités de responsable de l'équipe ;
- et d'autre part, dans ses activités d'évaluateur de la mise au travail d'un nouvel arrivant qui mobilise des ressources dans cette équipe.

Figure 1. Représentation d'un processus d'intégration intégrant la singularisation – J. Vandensteen

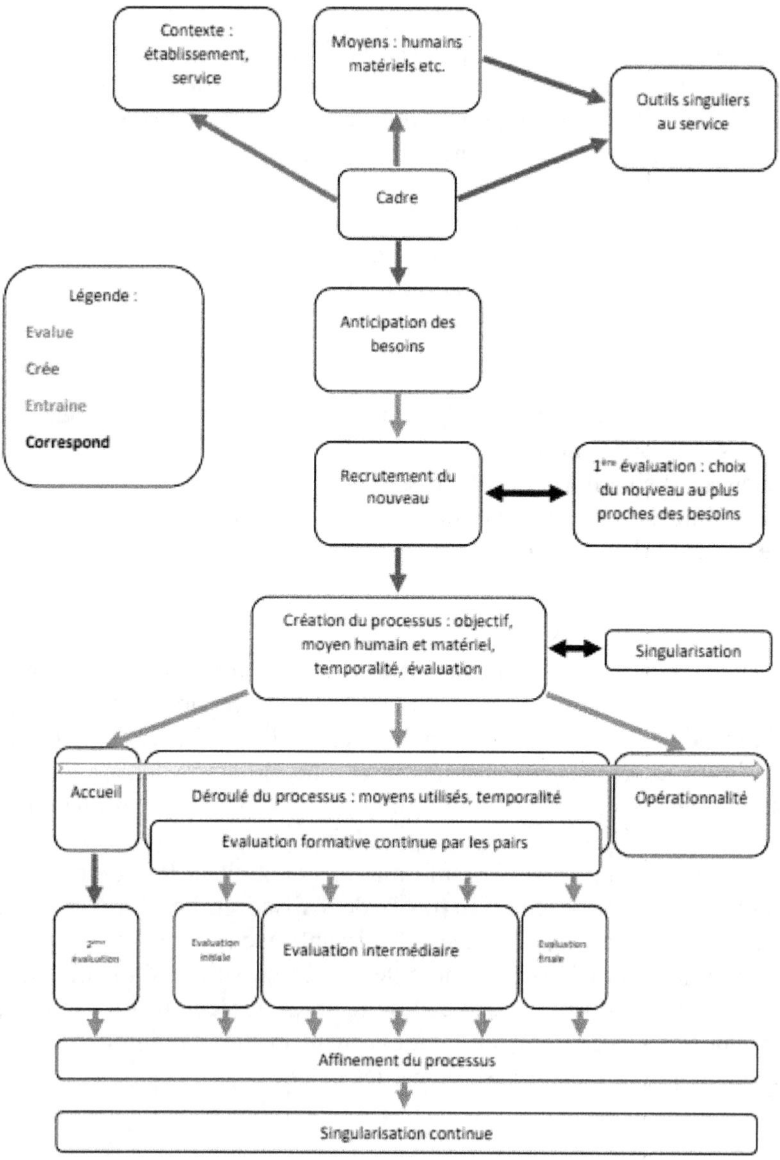

5.2. Première étape : analyse du besoin et de l'ensemble des moyens existants

Sur notre schéma, cette étape correspond, en partie haute, à l'activité du cadre qui « anticipe les besoins » en tenant compte du contexte, des moyens et des outils spécifiques à son service. Il s'agit pour lui de partager avec l'équipe et de s'appuyer sur elle afin d'identifier le socle de compétences nécessaires qui servira tant pour le recrutement que pour orienter la formation par accompagnement du nouveau en situation.

L'objectif ici est que le projet d'intégration soit « adapté et dimensionné aux contraintes » (Ardouin, 2017, p. 33), qu'il tienne compte « des moyens humains, techniques, matériels et financiers [dont] on aura besoin » (p. 34). La singularisation de ce processus repose donc sur l'analyse du service à l'instant *t* pour évaluer les ressources humaines (tuteurs, co-équipiers, etc.) et symboliques mobilisables (protocoles écrits, supports de formation, actions de formation au catalogue de l'établissement, etc.). Il repose également sur le fonctionnement organisationnel, plus ou moins favorable par exemple à l'aménagement de temps et d'espaces de partage, et d'échanges visant le développement de la réflexivité chez le nouvel arrivant.

Cette étape anticipatrice des besoins précède le recrutement du nouvel arrivant. Considérant l'analyse qui vient d'être faite par le cadre, nous supposons que les entretiens se trouvent enrichis d'informations sur les compétences disponibles et attendues dans le service, mais aussi sur les modalités d'accompagnement dont le nouvel arrivant pourrait bénéficier pour faciliter sa prise de poste et la maitrise de son travail.

5.3. La conception du processus contextualisé et sa formalisation

La partie basse de notre schéma correspond aux trois étapes suivantes de l'ingénierie du projet selon Ardouin. La conception, en vue d'une singularisation, pourrait ainsi s'appuyer sur un livret d'accueil à fournir au nouvel infirmier tenant compte du diagnostic de compétences élaboré au recrutement et du contexte organisationnel. Le travail du cadre est alors, à cette étape, de mobiliser son équipe pour faire de ce livret le fruit d'un travail commun, comprenant toutes les informations explicitant les composantes de l'accompagnement à l'intégration (phase de réalisation chez Ardouin, illustrée dans notre schéma par la flèche unissant accueil, déroulé et travail opérationnel). À l'intérieur du déroulé du processus, assimilable au plan d'action relativement concerté avec les membres de l'équipe qui seront sur le terrain chargés d'accompagner le nouveau venu, nous pointons l'existence d'une évaluation formative assurée par les pairs.

Cette étape se retrouve au centre du programme de formation du nouveau au sein du service. Ici, le cadre de santé assume différentes fonctions telles que :

- la communication : elle démarre avant même la réalisation du projet et commence dès l'analyse. Elle peut se faire lors des réunions d'équipe ;
- la coordination des différentes parties prenantes et leurs actions dans le projet. Celle-ci correspond à la mise en œuvre de groupes de travail ;
- le pilotage : le suivi des moyens, de la logistique et des méthodologies de travail. Celui-ci correspond à la supervision du cadre de santé, notamment sur l'avancée des groupes de travail ;
- l'évaluation : le cadre organise, gère et tient compte des évaluations, qu'elles soient faites par lui-même ou déléguées à d'autres.

5.4. *L'évaluation du processus réel : une activité intégrée dans le service et une logique de régulation dans une perspective d'amélioration continue*

Dernière étape du modèle de conception de projet et d'ingénierie chez Ardouin (2017), il s'agit de mesurer les écarts entre les objectifs et les résultats obtenus. Cette évaluation permet de proposer des ajustements pour améliorer les sessions suivantes (prochains recrutements). Elle vise à repérer les manques, les éléments positifs et/ou ceux à améliorer en s'appuyant sur des critères et des indicateurs.

Cette évaluation suppose de tracer les échanges entre les acteurs impliqués dans l'accueil/intégration d'un nouveau, activité qui relève du cadre de santé pilote du dispositif *(« tour de contrôle »)* et, à ce titre, chargé du recueil et du partage des informations.

Comme Ardouin (2017) le précise, l'ingénierie de formation demande une adaptation permanente par rapport à l'environnement, au professionnel et au métier. En effet, ce sont des variables en constante évolution et interdépendantes. L'évaluation continue de toutes les dispositions prévues et formalisées permettra d'assurer une singularisation du processus. Actuellement réalisée rapidement ou sous-estimée par l'ensemble des intervenants mobilisés dans l'intégration du néo-diplômé, c'est pourtant un outil de pilotage du processus d'intégration associant toutes les parties – le cadre, le nouvel arrivant, ses collègues.

6. Conclusion

Ce travail de recherche a visé l'étude de la manière dont les cadres de santé accueillent et accompagnent les infirmiers néo-diplômés dans les services hospitaliers. Nous avons construit une représentation du processus d'intégration comme première étape d'un parcours de professionnalisation après l'IFSI et dans une perspective de carrière durable dans le métier.

L'acquisition de savoirs, le développement de compétences techniques et relationnelles spécifiques au service sont en jeu, pour favoriser l'autonomisation et la prise de responsabilité qui sont d'autant plus importantes que le contexte organisationnel est contraint au regard des évolutions du secteur de la santé et des phénomènes de désaffectation des soignants pour le métier et l'institution hospitalière. Nous avons posé que ce processus met en exergue le rôle d'évaluateur du cadre au service de la singularisation de l'accueil des nouveaux arrivants, en interaction avec les ressources humaines, symboliques et matérielles dans son unité. L'analyse des données recueillies révèle des pratiques hétérogènes dans la professionnalisation des nouveaux et un besoin de formalisation et d'ajustement de l'action aux caractéristiques du nouvel arrivant comme du service. C'est pourquoi nous proposons une ingénierie de projet sur un modèle d'intervention inspiré du modèle ACRE de Ardouin : il s'agit de mettre à disposition du cadre, de l'équipe et du nouveau une démarche commune et partagée de développement des compétences. C'est en effet par son rôle d'évaluateur que le cadre singularise le processus mis en place en s'appuyant sur des données, critères et indicateurs contextualisés.

Cependant, nous savons que cette proposition idéale et globale se heurte à la multiplication des tâches transversales du cadre, en contradiction avec la nécessité d'un management de proximité. Des prolongements de notre étude résident, semble-t-il, dans l'approfondissement de l'activité de conception de son organisation de service par le cadre, au-delà de notre centration sur son rôle d'évaluation. Ils pourraient s'enrichir notamment du modèle de définition d'un « environnement capacitant » (Fernagu-Oudet, 2012) questionnant le rôle du cadre de santé dans la mise en place des potentielles ressources (humaines, matérielles, environnementales) pour les transformer en « capabilités », puis par un processus de liberté appelé « facteurs de conversion » en effectivité.

POSTFACE
CADRES DE SANTÉ : DES MANAGEURS DE PROXIMITÉ EN QUÊTE D'IDENTITÉ ?

Marie-Christine VERMELLE

Nous n'exposerons pas ici les multiples dispositions politiques et gestionnaires encadrant les diverses réorganisations qu'a connues (subies) le secteur de la santé, dans le cadre, entre autres, du déploiement du New Public Management imposant la recherche et le contrôle de la rentabilité des activités de service (Divay et Gadéa, 2008 ; Gadéa, 2011). Ces éléments dessinent le contexte d'exercice des fonctions d'encadrement. Dans les établissements de santé, il revient à la fonction hiérarchique de gérer les tensions entre deux logiques d'organisation des activités de travail et de service aux usagers : une logique gestionnaire déterminant la division des tâches et le contrôle des indicateurs de performance, et une logique professionnelle s'appuyant sur les compétences et les responsabilités, encadrées par les référentiels, des différentes catégories intervenant dans la prise en soin des patients. Ainsi, il apparait que le cadre de santé est, s'agissant de son service, tout particulièrement occupé par l'établissement de compromis entre ces deux logiques et par la définition des organisations allouant les ressources et moyens des personnels paramédicaux, le plus souvent insuffisants. Il s'agit de rechercher les modes de travail individuels et collectifs ajustés aux besoins, mais encore de les faire évoluer selon les changements décidés par la direction, elle-même répondant aux impératifs réglementaires et gestionnaires découlant des schémas territoriaux de l'offre de service en santé. En lien direct avec des soignants encore éprouvés par la lutte contre le COVID, tentés par la démission et aux prises d'une « crise morale du travail » concernant les conditions de prise en charge des patients (Dujarier, 2006), le cadre de santé occupe le dernier maillon d'une ligne hiérarchique qui s'est resserrée – ce qui lui vaut d'être considéré comme manageur de proximité, une appellation énigmatique à propos de laquelle nous proposons quelques pistes de réflexion.

S'agissant de la professionnalisation

Les auteurs et autrices qui contribuent dans cet ouvrage présentent des traits communs. Comme le notent Divay et Gadéa (2015), leur parcours d'accès à la fonction de cadre de santé a suivi plusieurs étapes : quand ils étaient soignants, une expérience de mobilité dans différents types de services pour contrer la routine, l'investissement dans des activités transversales (les faisant « référent » d'un domaine de pratiques) ou dans des projets initiés par leur encadrant, ont motivé l'expression d'un projet d'évolution auprès de leur responsable hiérarchique, qui les a souvent, de fait, déjà repérés et incités à franchir le pas. Suit une période de mise à l'épreuve en tant que faisant fonction. En effet, outre que l'entrée dans l'encadrement s'opère par cooptation – la hiérarchie hospitalière assurant ainsi sa reproduction et son héritage – la première expérience du métier se fait sur le tas, sans être préparée par une formation préalable. Avec Divay (2018), on est en droit de se demander si ce premier apprentissage de l'encadrement d'une équipe et de la gestion d'un service, sans savoirs spécifiques et avec un accompagnement contingent, ne servirait pas de sélection. Outre que cette période de transition comble opportunément des besoins d'encadrement dans des services parfois sans management depuis longtemps, elle plonge d'emblée les candidats à la promotion dans les conditions réelles de l'exercice du métier de cadre. Issus du rang, anciens soignants, il s'agit aussi pour eux d'expérimenter la mise à distance avec leurs pratiques et posture professionnelles. La proximité se mesure ici dans le travail auprès des paramédicaux et non plus des patients.

Ces contributions, issues des mémoires réalisés au cours de la formation, constituent aussi les traces du deuxième temps de l'apprentissage du métier, empruntant les voies de la recherche scientifique. Si elles ne respectent pas toujours les canons de la démarche académique (la combinaison de certains concepts minimise, voire occulte, les débats entre chercheurs, certaines dimensions du réel des pratiques sont laissées dans l'ombre ou inexplorées), elles témoignent d'un processus de professionnalisation et d'une certaine conception de la construction de l'identité professionnelle du cadre de santé dont on peut dessiner certains traits. Le premier est l'ambition d'une démarche théorisée, d'une conception de l'action professionnelle et de l'exercice du métier étayée par des savoirs formels. Les enseignements et l'accompagnement conjoints de l'école de cadres et de l'université dans la réalisation du mémoire ont pour but de préparer ces encadrants de proximité à combiner le champ de l'action concrète et celui de la réflexion. Les concepts et méthodologies de l'analyse du travail, du développement des compétences, les notions éclairant les dimensions socio-économiques de la relation de service et de la gestion des ressources humaines structurent une démarche intellectuelle réflexive, ouvrent des marges de manœuvre et offrent des perspectives de dépassement des contraintes pesant sur les organisations. Les mémoires, ces contributions, posent en effet les questions vives et actuelles du fonctionnement des institutions et de la gestion d'une dynamique professionnelle située (le service) et, suivant peu ou prou les canons de la gestion de projet, proposent des dispositifs de résolution des problèmes et d'action (« partie pragmatique »). C'est la seconde caractéristique de leur professionnalisation. Avec les exigences de l'« ingénieur » qui entreprend une analyse « scientifique » des situations et soupèse les différentes solutions pour retenir et argumenter auprès des parties prenantes celle qui sera la plus appropriée et acceptable, ces projets témoignent d'un processus de développement de la compétence comme « savoir en usage » et illustrent les rapports « d'investissement » et de « formalisation » structurant les liens entre savoirs théoriques et procéduraux, qui existent indépendamment de l'action avec ceux qui unissent les savoirs pratiques et savoir-faire au sein des activités concrètes (Malglaive, 1990 ; Fernagu-Oudet, 2001).

C'est donc en puisant les ressorts de leur action dans le domaine de l'ingénierie de formation ou des compétences que les auteurs et autrices revendiquent et illustrent la fonction qu'ils ont choisi d'exercer. Leurs projets et propositions d'action positionnent bien souvent le cadre de santé dans un rôle de développeur des compétences des soignants au sein du service. Faute de pouvoir actionner les ressorts de la technologie ou de se dégager des contraintes gestionnaires sur lesquelles ils n'ont pas de prise, les cadres de santé parient sur l'intelligence au travail. C'est un dernier aspect que nous voulons ici pointer. Mobilisant différents registres d'intervention au profit du développement professionnel (Wittorski, 2007), ils projettent la mise en place de synergies entre professionnels (voire de synergies pluriprofessionnelles), pariant sur les capacités et opportunités d'échanges et de débats au sein ou en marge de leurs activités ; ou bien ils préfigurent la conception d'actions formelles de formation dont les DRH ou des organismes externes pourraient se saisir. Ce faisant, ils témoignent que le travail peut être formateur, sous condition qu'ils mobilisent les mécanismes de développement des compétences en situation.

Diplômés, formés au management dans une logique d'ingénierie de projets organisationnels et de développement des compétences des soignants en vue d'assurer la prise en soin des patients, les cadres de santé sont plongés dans le flux du travail quotidien, dans un service qu'ils n'ont pas toujours choisi. C'est le moment d'éprouver leur « conversion identitaire » (Divay, 2018) et leur appartenance à l'encadrement. Dotés d'un statut légitimant leur position de « cadre », ils éprouvent une nouvelle forme de mise à distance avec le monde des soignants et de l'exécution. Nous voulons ici identifier quelques pistes de réflexion sur ce qui se joue alors dans la confrontation entre leurs aspirations et projets et les logiques ou attentes de l'institution. Sans prétendre statuer sur la diversité des stratégies identitaires déployées par les cadres de santé de retour dans leurs établissements, nous voulons ici dresser quelques pistes de lecture des processus à l'œuvre, en questionnant leur appartenance catégorielle ou de classe, les caractéristiques de leur travail réel et leurs éventuelles stratégies de défense face aux tensions.

S'agissant de la position de manageur et de l'appartenance à l'encadrement…

En tant que « travailleurs de confiance » selon Bouffartigue (2001), les cadres disposent « de formes spécifiques d'autonomie dans l'exercice de leur activité (…) ». Cette autonomie, qui les distingue du « salariat subalterne », « suppose une adhésion minimale aux finalités et valeurs de l'organisation qui les emploie, dont un des ressorts essentiels est l'existence d'une carrière » (p. 38). Au fondement de leur position(nement) entre les dirigeants et les exécutants, cette confiance accordée aux cadres justifie la délégation d'autorité et repose sur « des règles formelles et engagements implicites ». Bouffartigue précise comment les transformations socio-économiques affectent cette catégorie sociale et le devenir des cadres : les termes du contrat de confiance présentent des failles s'agissant de la reconnaissance de leur implication pour l'institution (employabilité *vs* carrière, part croissante de la rémunération sur résultats), malgré le coût de leur engagement subjectif (une charge et une durée de travail accrues, la multiplication et la pression sur les objectifs en vertu de la « dictature du client »). « La fidélité et la confiance font place à l'obtention de résultats attendus », indique-t-il (p. 40). Arguant que ces éléments sont de nature à brouiller les frontières entre les classes et le signe qu'un « continuum de positions sociales entre salariat d'exécution et salariat intermédiaire » (p. 47) s'impose. Cela nous parait pouvoir éclairer la désignation comme cadres de proximité, celle-ci marquant peut-être davantage la distance avec la hiérarchie supérieure et la direction qu'avec les paramédicaux.

S'agissant du contenu de leur travail…

Nous voulons ici pointer les écarts de temporalité entre la conception/gestion de projets de développement de compétences à moyen, voire long terme – conçus en formation et à distance des organisations de santé durant presque une année – et les « exigences du flux ». Certaines propositions, bien qu'elles soient concordantes avec les injonctions institutionnelles (pluriprofessionnalité et rapprochement avec la médecine de ville par exemple), sont en outre incertaines.

Cabardella et Garrigou (2001) développent « l'idée que les cadres ont pour tâche essentielle la production et le maintien de l'organisation du travail ». À l'interface entre les orientations et stratégies des directions et le travail opérationnel, ils assurent « un travail de régulation (…) où ressortent à la fois des règles prescrites pour produire et maintenir la structure organisationnelle et à la fois un travail particulier de régulation sous forme de construction de sens et de cohérence, ce que nous appelons l'activité d'interprétation » (p. 99). Cette dernière, dont nous voyons les traces dans les contributions à cet ouvrage, recouvre la gestion des communications entre la hiérarchie supérieure et le collectif dont ils ont la charge. Cabardella et Garrigou (2001) montrent qu'elle exige des cadres qu'ils réalisent des choix et arbitrages dans le traitement des informations, remontantes et descendantes, dont ils sont les messagers. Ainsi les cadres se trouvent-ils face à une double injonction contradictoire de devoir rendre compte de situations non conformes au regard des règles et du travail prescrit, tout en répondant aux attentes de leur hiérarchie qui ne veut pas les voir, ni les traiter. Il s'ensuit que les cadres ont tendance à garder pour eux les problèmes, à ignorer ou ne pas prendre en compte toutes les stratégies déployées par les subalternes, attitude renforcée par « l'idéologie du bon professionnel » qui prévaut dans l'institution (remonter des problèmes, c'est manifester qu'on n'est pas bon, pas à sa place). Outre que ce travail d'interprétation « est marqué par l'incertitude des informations », il « sous-estime les délibérations pour régler des conflits efficacité/éthique » (impact des effets des décisions et règles sur les personnes) et le coût de la communication du cadre, résultant de son activité d'interprétation, est largement ignoré. Cette partie essentielle de l'activité d'encadrement à proximité du terrain, requérant des réponses/solutions de court terme, est peut-être celle à laquelle les cadres de santé sont le moins préparés au cours de leur formation à l'école et à l'université. Ils en feront l'expérience en situation, s'exposant aux stratégies de défense des acteurs de leur environnement.

La construction de l'identité professionnelle à l'épreuve du réel...

Le travail du cadre, fait d'interprétations, d'arbitrages, en vue de définir des règles de travail et de coopération conciliant les impératifs gestionnaires et les pratiques professionnelles autonomes plus ou moins tacites est donc bien un travail d'organisation. Il est invisible, à « prescription floue » : « l'encadrement définit lui-même les limites de son travail et des moyens à mettre en œuvre (y compris individuels). Ou encore, les limites sont définies par les différentes demandes des interlocuteurs sans qu'il y ait de frontières clairement définies » (Gabardella et Garrigou, 2001, p. 98). La psychodynamique du travail théorisée par Dejours (1993, 1998), posant que la tâche prescrite est impossible à réaliser et recèle des dangers psychiques, a pour ambition de comprendre comment le travailleur les dépasse dans le déploiement de son activité, dans le travail réel autrement dit. « L'accent est porté sur la capacité à donner un sens à la situation, à se défendre de la souffrance et à conjurer la maladie en mobilisant les ressources individuelles de l'intelligence et de la personnalité, mais aussi celles de la coopération et du collectif. » (Molinier et Flottes, 2012, p. 53). Elle identifie les voies par lesquelles les travailleurs préservent leur santé, cherchant la reconnaissance de leurs valeurs et critères d'effectuation d'un bon travail ou développant des stratégies de défense du « sale boulot ».

S'agissant des personnels d'encadrement, dont Dejours mène tout particulièrement l'analyse dans son ouvrage « souffrance en France », le caractère invisible de leur travail peut dissimuler une stratégie de défense en raison du rôle qu'ils sont amenés à jouer dans les restructurations organisationnelles accompagnant les stratégies des entreprises. Enjoints par la hiérarchie supérieure à toujours réduire les moyens et optimiser les processus de production dans les collectifs dont ils sont responsables et sachant l'importance des sacrifices et dégradations des conditions de travail que cela entraine, ils adoptent une stratégie de défense par le « déni du réel ». Les cadres se trouveraient ainsi aux prises d'une souffrance éthique, « qui résulte non pas d'un mal subi par le sujet mais celle qu'il peut éprouver de commettre, du fait de son travail, des actes qu'il réprouve moralement » (Dejours, 1998, p. 44). Le déni du réel pourrait ainsi recouvrir, chez les cadres, le déni de la souffrance des autres et de la leur.

Les marges de manœuvre et d'opposition à une défense d'ordre idéologique, qui s'appuieraient soit sur un cynisme viril (ce sont les plus forts qui l'emporteront), soit sur le réalisme économique (*realpolitik*) dépendent de l'existence de débats et de confrontations entre les professionnels. Parions que dans les établissements de santé, au regard de leurs origines professionnelles et de leur passé dans la prise en soin des patients, des analyses du travail réel qu'ils ont menées au cours de leurs recherches, les managers puissent construire des espaces propres à leur catégorie pour mener ces débats et, ce faisant, produire du sens à leur travail en proximité des paramédicaux. Ce serait une manière d'actualiser les méthodes de travail apprises en formation, de poursuivre l'acquisition de savoirs d'action et une voie de construction de leur identité propre comme groupe professionnel spécifique au sein de la hiérarchie hospitalière.

BIBLIOGRAPHIE GÉNÉRALE

Alter, N. (2009). *Donner et prendre : la coopération en entreprise*. La Découverte.

Altet, M., Desjardins, J., Étienne, R., Paquay, L. et Perrenoud, P. (2013). *Former des enseignants réflexifs*. De Boeck Supérieur.

Amistani, C., Guélamine, F. et Mounir, H. (2015). *Chef de service dans le secteur social et médico-social.* Dunod.

Amstutz, N. et Jochem, A. (2014). *Travail à temps partiel et jobsharing en Suisse* [Rapport d'enquête]. Association PTO – Part-time Optimisation.

Anzieu, D. et Martin J.Y. (2011). *La dynamique des groupes restreints*. Presses Universitaires de France.

Araujo-Oliveira, A., Chouinard, I. et Pellerin, G. (2018). *L'analyse des pratiques professionnelles dans les métiers relationnels.* Presses de l'Université du Québec.

Ardouin, T. (2017). *Ingénierie de la formation : intégrez les nouveaux modes de formation dans votre pédagogie* (5e édition). Dunod.

Association Nationale des Cadres de Santé. (1995). *Devenir cadre de santé : Répertoire national des certifications professionnelles Active DE - Diplôme de cadre de santé.* ancim.fr.

Astier, P. (2005). Apprendre le métier « dans », « par » et « hors » les situations de travail. *Les cahiers d'études du CUEEP, 56.*

Avolio, B. J. et Gardner, W. L. (2005). Authentic leadership development : Getting to the root of positive forms of leadership. *The leadership quarterly*, *16*(3), 315-338.

Baranski, L. (2000). *Le manager éclairé, piloter le changement*. Eyrolles.

Barbier, J.M. et Durand, M. (2003). L'activité, un objet intégrateur pour les sciences sociales. *Recherche et formation*, *42*, 99-117.

Bardin, L. (2007). *L'analyse de contenu*. PUF.

Barthe, B. et Queinnec, Y. (1999). Terminologie et perspectives d'analyse du travail collectif en ergonomie. *L'année psychologique, 99(4)*, 663-686.

Barthe, B., Gadbois, C. et Prunier-Poulmaire, S. (2004). Travailler en horaires atypiques. Dans P. Falzon (éd.), *Ergonomie* (p. 129-144). PUF.

Beaud, S. et Weber, F. (1997/2010). *Guide de l'enquête de terrain*. La Découverte.

Benner, P. (1995). *De novice à expert, excellence en soins infirmiers*. Inter éditions.

Bernoux, P. (1985). *La sociologie des organisations*. Éditions du Seuil.

Bietry, F. et Creusier, J. (2013). Proposition d'une échelle de mesure positive du bien-être au travail (EPBET). *Revue de gestion des ressources humaines*, *1*(1), p. 23-41.

Blanchet, A. et Gotman, A. (2015). *L'entretien* (2e édition). Armand Colin.

Bordes, V. (2013). Socialisation professionnelle. Dans A. Jorro éd., *Dictionnaire des concepts de la professionnalisation* (p. 295-299). De Boeck Supérieur.

Bourgeois, E. (2006). Tensions identitaires et engagement en formation. Dans J.-M. Barbier, E. Bourgeois, G. de Villers et M. Kaddouri, *Constructions identitaires et mobilisation des sujets en formation* (p. 65-120). L'Harmattan.

Bourret, P. (2006). *Les cadres de santé à l'hôpital*. Seli Arslan.

Bouffartigue, P. (2001) Les transformations d'un salariat de confiance. Dans P Bouffartigue (dir), *Cadres : la grande rupture* (p. 35-49). La découverte.

Boutinet, J.-P. (2009). *Pratiques réflexives en formation : Ingéniosité et ingénieries émergentes*. L'harmattan.

Boutinet, J.-P. (2010). *Anthropologie du projet*. Presses Universitaires de France.

Boussard, V. (2017). Les dispositifs de gestion de la mobilité des cadres : reproduction des inégalités de carrière et découplage organisationnel. Dans V. Ganem, E. Lafuma et C. Perrin-Joly, *Interroger les nouvelles formes de gestion de ressources humaines : dispositifs de personnalisation, acteurs et effets* (p. 49-65). Octarès.

Brami, L., Damart, S. et Kletz, F. (2012). Réformes de l'hôpital, crise à l'hôpital : une étude des liens entre réformes hospitalières et absentéisme des personnels soignants. *Politiques et management public, 29*(3), p 541-561.

Brami, L., Damart, S. et Kletz, F. (2013). Santé au travail et travail en santé. La performance des établissements de santé face à l'absentéisme et au bien-être des personnels soignants. *Management & Avenir*, *61*(3), 168-189.

Braun, P. (2017). Quête d'objectivation et personnalisation dans l'évaluation : une tension irréductible. Dans V. Ganem, E. Lafuma et C. Perrin-Joly, *Interroger les nouvelles formes de gestion de ressources humaines : dispositifs de personnalisation, acteurs et effets* (p. 83-100). Octarès.

Bulliard, C. (2015). *Approche clinique de l'insertion professionnelle des infirmières débutantes au sein d'une équipe de soins : analyse de la dynamique identitaire à partir d'évènements rencontrés durant la première année de travail* [Thèse]. Université de Genève.

Cabardella, G. et Garrigou, A. (2001). Derrière le « stress », un travail sous contraintes. Dans P Bouffartigue (dir), *Cadres : la grande rupture* (p. 89-105). La découverte.

Cannone, B. (2005). *Le sentiment d'imposture*. Calmann-Lévy.

Caroly, S. et Barcellini, F. (2013) Le développement de l'activité collective. Dans Pierre Falzon (dir.), *Ergonomie Constructive* (p. 33-46). Presses universitaires de France.

Castel, R. (1995), *Les métamorphoses de la question sociale. Les métamorphoses du salariat*. Éditions du Seuil.

Chagué, V. (2008). Comment améliorer la coopération au sein de l'équipe soignante ? *Soins Cadres de santé, supplément n° 65*, S8 - S12.

Chéronnet, H. et Gadéa, C. (2009). Les cadres du travail social et de la santé face à la rationalisation managériale des services publics. Dans D. Demazière et al., *Sociologie des groupes professionnels* (p. 73-83.). La découverte « Recherches ».

Cherrington, H. (1996). *Le regard sociologique.* Éditions de l'école des hautes études en sciences sociales.

Clot, Y. (2010/2015). *Le travail à cœur*. La Découverte.

Com-Ruelle, L. et Lebrun, E. (2003). Indicateurs d'états de santé des patients hospitalisés à domicile. (ENHAD 1999-2000). *Bulletin d'information en économie de la santé, 77*, 1-6.

Cordelier, B. et Montagnac-Marie, H. (2008). *Conduire le changement organisationnel ?* Presses Universitaires de Bordeaux.

Corriveau, A.-M. et Roch, J. (2021). Analyse comparée de deux stratégies de développement du leadership authentique dans une perspective de développement durable. *Phronesis*, 10(4), 38-59.

Coudray, M.-A. (2004/2006). *Le cadre soignant en éveil*. Seli Arslan.

Coulet, J. (2014). Des caractéristiques de l'expertise au management des compétences individuelles et collectives. *Management & Avenir, 1*(1), 122-135.

Crozier, M. et Friedberg, E. (1996). *L'acteur et le système : les contraintes de l'action collective*. Éditions du Seuil.

Dameron, S. (2002). La dynamique relationnelle au sein d'équipes de conception. *Le travail humain, 4*(4), 339-361.

Daniellou, F. (2002). Le Travail des prescriptions. *Congrès « Nouvelles formes de travail, nouvelles formes d'analyse »*, Aix-en-Provence, 9-16.

De Singly, C. (2009). *Rapport de la mission Cadres Hospitaliers*. Ministère de la Santé et des Sports.

Dejours, C. (1993). *Travail, usure mentale. De la psychopathologie à la psychodynamique du travail*. Bayard.

Dejours, C. (1998). *Souffrance en France. La banalisation de l'injustice sociale.* Éditions du Seuil.

Demol, J.-N. et Guillaumin, C. (2017). *Vivre et penser l'alternance : Se professionnaliser en santé*. L'Harmattan.

Desmarais, C. et Françoise, D. (2017). Mindfulness / Pleine conscience : un levier pour aider les cadres à mieux manager ? Dans S. Frimousse et Y. Le Bihan, *Réinventer le leadership*, p. 340-358. EMS Éditions.

Divay, S. (2018). La nouvelle fabrique de la carrière des cadres de santé à l'hôpital : entre règlementation et cooptation. *Sciences sociales et santé, 36*(1), 39-64.

Divay, S. et Gadéa, C. (2008). Les cadres de santé face à la logique managériale. *Revue française d'administration publique*, *128*, 677-687.

Dollet, A. (2014). Apprendre à coopérer pour promouvoir la santé. *Recherche en soins infirmiers, 3(3),* 62-74.

Dompnier, B. et Pansu, P. (2010). Norme d'internalité et unités d'analyse : pour une redéfinition du statut de la mesure dans l'étude des normes sociales de jugement. *Revue internationale de psychologie sociale*, 23, 63-89.

Donato, J. (2009). Une perception dégradée des conditions de travail. Épuisement, stress, risque d'erreurs… : malaise à l'hôpital. *Santé et travail, 66*, 31-33.

Donnadieu, B., Genthon, M. et Vial M. (1998). *Les théories de l'apprentissage : quel usage pour les cadres de santé*. Masson.

Donzelot, J. (1996). L'avenir du social. *Esprit*, *3*, 58-81.

Dubar, C. (2000). La socialisation : Construction des identités sociales et professionnelles. A. Colin.

Dujarier, M-A. (2006). La division sociale du travail d'organisation dans les services. *Nouvelle revue de psychosociologie*, *1*, 129-136.

Dujarier, M.-A. (2015). *Le Management désincarné. Enquête sur les nouveaux cadres du travail.* La Découverte.

Dumas, M., Douguet, F. et Fahmi, Y. (2016). Le bon fonctionnement des services de soins : ce qui fait équipe. *RIMHE : Revue Interdisciplinaire Management, Homme & Entreprise*, *20*(1), 45-67.

Dumez, H. et Minvielle, É (2020). *Le système hospitalier français dans la crise du Covid-19.* CNRS et École polytechnique [en ligne].

Dumond, J. (2003). Les conflits de pouvoir à l'hôpital. *Les Tribunes de la santé*, *1*(1), 71-81.

Durkheim, E. (2013). *De la division du travail social*. PUF.

El Akremi, A. (2005). Chapitre 12. Analyse des variables modératrices et médiatrices par les méthodes d'équations structurelles. Dans P. Roussel et F. Wacheux (Dir), *Management des ressources humaines : Méthodes de recherche en sciences humaines et sociales* (p. 325-348). De Boeck Supérieur.

Estryn-Béhar, M. (2008). Santé et satisfaction des soignants au travail en France et en Europe. Presses de l'EHESP.

Everaere, C. (2019). Autonomie. Dans : Gérard Valléry éd., *Psychologie du Travail et des Organisations : 110 notions clés* (p. 67-70). Dunod.

Fabre, M. (1999). *Situations-problèmes et savoir scolaire.* PUF.

Fernagu-Oudet, S. (2001). Voyage au cœur de la compétence… ou pour une épistémologie de la pratique. *Actualités de la Formation permanente, 170*, 8-20.

Fernagu-Oudet, S. (2007), « Pour une alternance apprenante à l'université », *Éducation permanente, 173*, 67-81.

Fernagu-Oudet, S. (2012). Concevoir des environnements de travail capacitant : l'exemple d'un réseau réciproque d'échange des savoirs. *Formation emploi, 119*, 7-27.

Feyerabend, P. (1979). *Contre la méthode*. Éditions du Seuil.

Fugier, P. (2010). Les approches compréhensives et cliniques des entretiens sociologiques. *¿ Interrogations ? Revue pluridisciplinaire de sciences humaines et sociales, 11.*

Gadéa, C. (2011). Cadres de santé, le maillon indispensable du New public management ? Dans P. Bouffartigue, C. Gadéa et S. Pochic (dir), *Cadres, classes moyennes : vers l'éclatement* (p. 56-64). Armand Colin.

Gaillard, I. (2017). Compétences organisationnelles : la santé au travail en TPE. *52e Congrès de la SELF - Présent et Futur de l'Ergonomie,* 20-22 septembre 2017, Toulouse.

Ganem, V., Lafuma, E et Perrin-Joly, C. (2017). *Interroger les nouvelles formes de gestion de ressources humaines : dispositifs de personnalisation, acteurs et effets*. Octarès.

Gangloff-Ziegler, C. (2009). Les freins au travail collaboratif. *Marché et organisations, 3*(3), 95-112.

Giboin, A. (2004). La construction de référentiels communs dans le travail coopératif. Dans Hoc, J.M. et Darses, F., *Psychologie ergonomique* (p. 119-139). Presses Universitaires de France.

Gineste, Y., Marescotti, R. et Pellissier, J. (2008). L'humanitude dans les soins. *Recherche en soins infirmiers, 94*, 42-55.

Giraud, O. et Lucas, B. (2011), Le *care* comme biopouvoir. *Travail, genre et sociétés*, *26*, 205-210.

Glée, C. et Scouarnec, A. (2009). Plaidoyer pour une gestion humaine des transitions professionnelles ou : ne plus subir mais choisir ! *Humanisme et Entreprise, 293,* 1-23.

Goffman, E. (1963/1975). *Stigmate. Les usages sociaux des handicaps*. Minuit.

Gouédard, C. et Rabardel, P. (2012). Pouvoir d'agir et capacités d'agir : une perspective méthodologique ? *Perspectives interdisciplinaires sur le travail et la santé* [en ligne].

Grandeat, M., Rogalski J., Lima, L. et Gray, P. (2009) Comprendre le travail collectif enseignant : effets du contexte de l'activité sur les conceptualisations des acteurs, *Revue suisse des sciences de l'éducation*, *31* (1), 151-168.

Grassin, M. (2019). Manager par le *care* : une voie différente. *Objectif Soins et Management, 268*, p 54-56.

Grégoire-Labrecque, G. (2014). *La complexité du concept d'intégration* [Fiche synthèse]. Centre intégré universitaire de santé et de services sociaux du Centre-Ouest de l'Île de Montréal.

Hadji, C. (1990). *L'évaluation, règles du jeu*. ESF.

Hadji, C. (1997) *L'évaluation démystifiée*. ESF.

Hesbeen, W. (1997). *Prendre soin à l'hôpital. Inscrire le soin infirmier dans une perspective soignante*. Masson.

Hesbeen, W. (2011). *Cadre de santé de proximité, un métier au cœur du soin*. Elsevier-Masson.

Hubault, F. (2013). Le travail du management. *Travailler, 29*, 81-96.

Jeanguiot, N. (2012). Apprentissage. Dans M. Formarier et L. Jovic (éd.), *Les concepts en sciences infirmières 2e édition* (p. 72-74). Association de Recherche en Soins Infirmiers.

Jorro, A. (2016). Se former à l'activité évaluative. *Éducation permanente, 208*, 53-64.

Jorro, A. et Houot, I. (2013). Reconnaissance professionnelle. Dans Anne Jorro (éd.), *Dictionnaire des concepts de la professionnalisation* (p. 253-257). De Boeck Supérieur.

Josso, C. (1993). *Demande de formation, projet de formation, projet professionnel. Le projet mode ou nécessité ?* L'Harmattan.

Kaddouri, M. (2002). Le projet de soi entre assignation et authenticité. *Recherche et formation, 41*, 31-47.

Kaddouri, M. (2016). Des effets identitaires de la modernisation gestionnaire. *Revue sociologie pratiques, HS 2*, 69-76.

Kaddouri, M. (2019). Les dynamiques identitaires : Une catégorie d'analyse en construction dans le champ de la formation des adultes. *Savoirs, 49*, 13-48.

Kaddouri, M. (2019). Reconversions professionnelles, dynamiques identitaires et rapport à la formation. *Recherche & formation, 90*, 103-115.

Karasek, R. (1979). Exigences du poste, latitude de décision et tension mentale : implication pour la refonte du poste. *Administrative Science Quaterly, 24*(2), 285-308.

Karsenty, L. (2011). Confiance interpersonnelle et communications de travail : Le cas de la relève de poste. *Le travail humain, 74*, 131-155.

Kaufmann, J.-P. (1996). *L'entretien compréhensif*. Nathan.

Kernis, M. H. et Goldman, B. M. (2006). A multicomponent conceptualization of authenticity: Theory and research. *Advances in Experimental Social Psychology, 38*, 283-357.

Kolb, D. A. (1984). *Experiential learning. Experience at the source of learning and development.* Prentice-Hall.

Krohmer, C. (2003). Collectifs de travail et compétence collective : le cas d'une PME. *Actes de l'AGRH*, Grenoble.

Laugier, S. (2023). Nos vies en séries : le *care* est-il sur le canapé ? Dans Collectif, *Les temps intimes. Genre, sexe et quinoa* (p. 59-77). Éditions de l'Aube.

Le Boterf, G. (1995). *De la compétence : Essai sur un attracteur étrange*. Les éditions d'organisation.

Le Boterf, G. (1999). *L'ingénierie des compétences.* Éditions d'organisation.

Le Boterf, G. (2013). *Construire les compétences individuelles et collectives : le modèle : agir avec compétence en situation. Les réponses à 100 questions* (6e édition). Eyrolles.

Le Boterf, G. (2017). Chapitre 20. De l'ingénierie de la formation à l'ingénierie de professionnalisation. Dans P. Carré et P. Caspar (Dir), *Traité des sciences et des techniques de la Formation* (4e édition) (p. 407-424). Dunod.

Le Boterf, G. (2018). *Construire les compétences collectives*. Eyrolles.

Le Goff, J. P. (2003). *La barbarie douce.* La découverte.

Leclerc, C., Bourassa, B. et Filteau, O. (2010). Utilisation de la méthode des incidents critiques dans une perspective d'explicitation, d'analyse critique et de transformation des pratiques professionnelles. *Éducation et francophonie*, *38*(1), 11-32.

Legroux, J. (2008). *De l'information à la connaissance.* L'Harmattan.

Leplat, J. (1993). Ergonomie et activités collectives. Dans F. Six et X. Vaxevanoglou (Eds.), *Les aspects collectifs du travail. Publications issues des Actes du vingt-septième congrès de la SELF* (p. 7-27). Octarès

Leplat, J. (2006). La notion de régulation dans l'analyse de l'activité. *Perspectives interdisciplinaires sur le travail et la santé, 8*(1).

Letor, C. (2013). Chapitre 2. Développer des dynamiques d'apprentissage organisationnel au sein des organisations de santé. Dans F. Parent (éd.), *Penser la formation des professionnels de la santé* (p. 331-350). De Boeck Supérieur.

Lewin, K. (1972). *Psychologie dynamique*. PUF.

Lhuilier, D. (2005). *Le sale boulot. Travailler, 14,* 73-98.

Lhuilier, D. (2012/2019). Équipe, groupe ou collectif de travail ? Construire le « faire-ensemble ». Dans G. Amado et P. Fustier. (dir.), *Faire équipe* (p. 51-66). Ères.

Linhardt, D. et Muniesa, F. (2011). Tenir lieu de politique : les paradoxes des « politiques d'économisation ». *Politix*, *95*, 7-21.

Loubat, J.-R. (2014). *Penser le management en action sociale et médico-sociale* (2e édition). Dunod.

Lwamba, T. (2017). L'analyse des pratiques professionnelles : un outil au service de l'alternance et de la conversion des savoirs cachés dans l'agir infirmier. Dans Demol, J.N. et Guillaumin C., *Vivre et penser l'alternance* (p. 25-44). L'Harmattan.

Maggi, B. (1996). La régulation du processus d'action de travail. Dans P. Cazamian, F. Hubault et M. Noulin, *Traité d'ergonomie* (p. 637-662). Octarès.

Malglaive, G. (1990). *Enseigner à des adultes*. PUF.

Marc, E. (2005). *Psychologie de l'identité : Soi et le groupe*. Dunod.

Martin, B., Lenhardt, V. et Jarrosson, B. (1997). *Oser la confiance : Propos sur l'engagement des dirigeants*. INSEP Éditions.

Maruani, M. et Meron M. (2012). *Un siècle de travail des femmes en France 1901-2011*. La Découverte.

Marzano, M. (2008). *Extension du domaine de la manipulation*. Grasset.

Maulini, O. (2010). Travail, travail prescrit, travail réel. Dans *Formation en direction d'institutions de formation, Glossaire* (p.23). FORDIF.

Mauro, L. (2017). *Dix ans d'hospitalisation à domicile (2006-2016). Direction de la Recherche, des Études, de l'Évaluation et des Statistiques (DREES), 23.*

Mayen, P. et Gagneur, C.-A. (2017). Le potentiel d'apprentissage des situations : une perspective pour la conception de formations en situations de travail. *Recherches en éducation*, *28*, 70-83.

Meirieu, P. (1990). *L'école, mode d'emploi.* ESF.

Melchior, J. (2007). Ce que révèle la réduction du temps de travail. *Marché et organisations, 2*(2), 17-41.

Merton, R. (2004). *Dictionnaire de sociologie*. Groupe Hatier.

Merton, R. K. (1965/1997). *Éléments de théorie et de méthode sociologique* (traduit par Henri Mendras). Plon.

Minet, F. (2005). Compétence : de la définition à l'utilisation. Dans C. Jouvenot et M. Parlier, *Élaborer des référentiels de compétences* (p. 1-23). Éditions ANACT.

Mintzberg, H. (2006). *Structure et dynamique des organisations.* Éditions d'Organisation.

Miramon, J. (2009). *Manager le changement dans les établissements et services sociaux et médico-sociaux*. Presses de l'EHESP.

Molinier, P. (2008). Cadre de santé, une fonction possible dans un collectif de pairs. *Revue soins cadres, 65*, 28-30.

Molinier, P. et Flottes, A. (2012). Travail et santé mentale : approches cliniques. *Travail et emploi, 129*, 51-66.

Moriceau, J. (2008). « Il faut responsabiliser ! ». Dans Critique et Management (CriM) éd., *Petit bréviaire des idées reçues en management* (p. 139-147). La Découverte.

Morin, E. (2005). *Introduction à la pensée complexe*. Éditions du Seuil.

Mounoud, E. et Dudezert, A. (2008). Défis et opportunités : le KM entre technologies, comportements et organisations. Dans A. Dudezert et I. Boughzala, *Vers le KM 2.0: Quel Management des Connaissances imaginer pour faire face aux défis futurs* (p. 179-198). Vuibert.

Mouzon, C. (2023). La santé maintenue sous austérité. *Alternatives économiques*, *440*, 38-41.

Mucchielli, A. (2004). *Dictionnaire des méthodes qualitatives en sciences humaines*. Armand Collin.

Mucchielli, R. (2007/2019). *Le travail en équipe. Clés pour une meilleure efficacité collective.* ESF Sciences humaines.

Naudin, D. et Margat A. (2020). Interdisciplinarité et transdisciplinarité, mythes et réalités au temps du coronavirus. Accompagner la pluriprofessionnalité. *Dossier Soins cadres, 124,* 7-31.

Ng, E. S. W., Schweitzer, L. et Lyons, S. T. (2010). New Generation, Great Expectations: A Field Study of the Millennial Generation. *Journal of Business and Psychology*, *25*(2), 281-292.

Nivet, B., Petit, J. et Falzon, P. (2023). Des démarches capacitantes pour développer les compétences des managers. *Éducation et socialisation*, *68*.

Noyé, D. (2005). *Déléguer et responsabiliser.* Insep Consulting.

Paillé, P. et Mucchielli, A. (2005). *L'analyse qualitative en sciences humaines et sociales*. Armand Colin

Pastré, P., Mayen, P. et Vergnaud, G. (2006). La didactique professionnelle. *Revue Française de Pédagogie*, *154*.

Pastré, P. et Vergnaud, G. (2011). L'ingénierie didactique professionnelle. Dans P. Carré (éd.), *Traité des sciences et des techniques de la formation* (p. 401-421). Dunod.

Paul, M. (2012). L'accompagnement comme posture professionnelle spécifique. L'exemple de l'éducation thérapeutique du patient. *Recherche en soins infirmiers, 110*, 13-20.

Paul, M. (2019*). L'accompagnement : Une posture professionnelle spécifique*. L'Harmattan.

Payette, M. (2001). Interdisciplinarité : clarification des concepts. *Revue Interactions*, *5*(1), 19-35.

Peoc'h, N. (2018). Les dimensions de la loyauté dans la relation managériale. *Revue soins cadres*, *108*, 26-29.

Perrenoud, P. (1996). *Métier d'élève et sens du travail scolaire*. ESF.

Pierru, F. (2022). Le « système de santé » français ou la réforme par la crise. Dans O. Giraud et G. Perrier (dir.), *Politiques sociales : l'état des savoirs* (p. 79-96). La découverte.

Pillonel, M. et Rouiller, J., (2002). Faire appel à l'autoévaluation pour développer l'autonomie de l'apprenant. *Résonnances*, *7*, 28-31.

Piolle, J.-M. (2001). *Valoriser les compétences : un levier pour l'entreprise*. EMS.

Piot, T. (2018). Une transition professionnelle choisie : D'infirmière à cadre de santé en unité de soins. *Phronesis, 7,* 55-64.

Policard, F. (2014). Apprendre ensemble à travailler ensemble : l'interprofessionnalité en formation par la simulation au service du développement des compétences collaboratives. *Recherche en soins infirmiers*, *2*(2), 33-49.

Pora, P. (2023) Près d'une infirmière hospitalière sur deux a quitté l'hôpital ou changé de métier après dix ans de carrière. *Études et Résultats – DREES, 1277*.

Portal, B. (2012). Des mots et des sens : posture, positionnement, évaluation. *Revue le sociographe, 37*, 19-26.

Quéré, O. (2020). La construction de « l'État manager ». La formation des cadres administratifs au management (1970-2014). Dans V. Bousard, M.-A. Dujarier et F. Ricciardi, *Les travailleurs du management ; Acteurs, dispositifs et politiques d'encadrement* (p. 85-100). Octarès.

Ricœur, P. (1990). *Soi-même comme un autre*. Éditions du Seuil.

Robbins, S. (2014). *Management. L'essentiel des concepts et pratiques*. Pearson.

Rodach, G. (2009). *Faire appliquer ses décisions*. Eyrolles.

Rolo, D. (2019). Stratégies et idéologies défensives : la question des défenses de travail, usure mentale à souffrance en France. *Travailler, 42*, 43-56.

Roux-Perez, (2019). Des dynamiques de professionnalisation dans et au-delà de la formation : quelles épreuves à surmonter lors de l'entrée dans le métier ? Dans E. Brossais, C. Gardies et N. Asloum (dir.), *Professionnalisation des acteurs de l'École au prisme des collaborations : Recherche, innovation, institution* (p. 95-101). Cépaduès.

Rosanvallon, P. (1992). *La crise de l'État-providence* (3e éd.). Éditions du Seuil.

Ruiller, C. (2012a). Le caractère socio-émotionnel des relations de soutien social à l'hôpital. *Management & Avenir*, *2*(2), p 15-34.

Ruiller, C., (2012b). L'implication affective chez les soignants : l'étude des effets tensions du travail, du burnout et du soutien social du management intermédiaire et de l'équipe. *Psychologie du travail et des organisations*, *18*(4), 346-367.

Sainsaulieu, I. (2004). *Le malaise des soignants : travail sous pression à l'hôpital*. L'Harmattan.

Sainsaulieu, R. (1977). *L'Identité au travail, Les effets culturels de l'organisation.* Presses FNSP.

Schön, D. A. (1983). *The reflective practitioner. How professionals think in action.* Temple Smith.

Sebai, J. et Yatim, F. (2018). Approche centrée sur le patient et nouvelle gestion publique : confluence et paradoxe. *Santé Publique*, *30*(4), 517-526.

Sibony, D (1991). *Entre deux : l'origine en partage*. Éditions du Seuil.

Surbled, M. (2011, 6 Juin). *Glissement de tâches, une réalité cachée*. Actu Soins. https://www.actusoins.com/7675/glissement-de-taches-realite-cachee.html

Tallard, M. (2001). L'introduction de la notion de compétence dans les grilles de classification : genèse et évolution. *Presses de Sciences Po. Sociétés contemporaines, 41-42*, 159-287.

Terssac (de), G. et Chabaud, C. (1990). Référentiel opératif commun et fiabilité. Dans Terssac (de), G. et Leplat, J., *Les facteurs humains de la fiabilité dans les systèmes complexes* (p. 111-139). Octarès.

Thévenet, M. (2014). *Le plaisir de travailler*. Eyrolles.

Ughetto, P. (2012). Management. Dans A. Bevor, A. Jobert, M. Lallement et A. Mias, *Dictionnaire du travail* (p. 439-444). PUF.

Vallejo, J., Sampieri-Teissier, N. et Baret, C. (2018). La mise en place des pôles d'activités médicales à l'hôpital public : quel est l'impact d'un changement de structure organisationnelle sur le processus de décision ? *6e congrès de L'Association de Recherche Appliquée au Management des Organisations de Santé (ARAMOS) « L'impact de la recherche en management des organisations de sante »*. Cité Internationale Universitaire, Paris, France.

Van Belleghem, L. (2015). Le travail de la confiance dans le management. *Revue soins cadres, 96*, 27-29.

Van Campenhoudt, L. et Quivy, R. (2006). *Manuel de recherche en sciences sociales*. Dunod.

Veltz, P. et Zarifian P. (1994). Travail collectif et modèles d'organisation de la production. *Revue le travail humain*, *57*, 239-349.

Vince, C. (dir.) (2021). *Responsabilisation*. Dictionnaire Français. lintern@ute. https://www.linternaute.fr/dictionnaire/fr/definition/responsabilisation/

Von Foester, H. (1988). La construction d'une réalité. Dans P. Watzlawick (dir.), *L'Invention de la réalité, Comment savons-nous ce que nous croyons savoir ?*. Éditions du Seuil.

Vygotski, L. (1934/1997). *Pensée et langage*. La Dispute.

Walumbwa, F. O., Avolio, B. J., Gardner, W. L., Wensling, T. S. et Peterson, S. J. (2008). Leadership authentique : Développement et validation d'une mesure basée sur la théorie. *Journal Of Management*, *34*(1), 89-126.

Warchol, N. (2012). Autonomie. Dans M. Formarier et L. Jovic (éd.), *Les concepts en sciences infirmières 2e édition* (p. 87-89). Association de Recherche en Soins Infirmiers.

Warr, P. (1990). La mesure du bien-être et d'autres aspects de la santé mentale. *Journal de psychologie du travail*, *63*(3), 193-210.

Willems, J-P. (2014). Nouvelles frontières, nouveaux défis pour les OPCA. *Droit social*, *12*, 1026-1032.

Wittorski, R. (2007). *Professionnalisation et développement professionnel.* L'Harmattan.

Zarifian, P. (1997). La compétence, une approche sociologique. *L'orientation scolaire et professionnelle, 26*(3), 429-444.

Zarifian, P. (1999). *Objectif compétences.* Liaison.

TABLE DES MATIÈRES

Structures éditoriales du groupe L'Harmattan

L'Harmattan Italie
Via degli Artisti, 15
10124 Torino
harmattan.italia@gmail.com

L'Harmattan Hongrie
Kossuth l. u. 14-16.
1053 Budapest
harmattan@harmattan.hu

L'Harmattan Sénégal
10 VDN en face Mermoz
BP 45034 Dakar-Fann
senharmattan@gmail.com

L'Harmattan Cameroun
TSINGA/FECAFOOT
BP 11486 Yaoundé
inkoukam@gmail.com

L'Harmattan Burkina Faso
Achille Somé – tengnule@hotmail.fr

L'Harmattan Guinée
Almamya, rue KA 028 OKB Agency
BP 3470 Conakry
harmattanguinee@yahoo.fr

L'Harmattan RDC
185, avenue Nyangwe
Commune de Lingwala – Kinshasa
matangilamusadila@yahoo.fr

L'Harmattan Congo
219, avenue Nelson Mandela
BP 2874 Brazzaville
harmattan.congo@yahoo.fr

L'Harmattan Mali
ACI 2000 - Immeuble Mgr Jean Marie Cisse
Bureau 10
BP 145 Bamako-Mali
mali@harmattan.fr

L'Harmattan Togo
Djidjole – Lomé
Maison Amela
face EPP BATOME
ddamela@aol.com

L'Harmattan Côte d'Ivoire
Résidence Karl – Cité des Arts
Abidjan-Cocody
03 BP 1588 Abidjan
espace_harmattan.ci@hotmail.fr

Nos librairies en France

Librairie internationale
16, rue des Écoles
75005 Paris
librairie.internationale@harmattan.fr
01 40 46 79 11
www.librairieharmattan.com

Librairie des savoirs
21, rue des Écoles
75005 Paris
librairie.sh@harmattan.fr
01 46 34 13 71
www.librairieharmattansh.com

Librairie Le Lucernaire
53, rue Notre-Dame-des-Champs
75006 Paris
librairie@lucernaire.fr
01 42 22 67 13

www.ingramcontent.com/pod-product-compliance
Lightning Source LLC
LaVergne TN
LVHW021225061026
849535LV00008B/2930